Selenys Ayala Charris
María Cristina Barrios Peluffo

Cuidador principal en el paciente con Alzheimer

Selenys Ayala Charris
María Cristina Barrios Peluffo

Cuidador principal en el paciente con Alzheimer

síndrome de burnout e incertidumbre

Editorial Académica Española

Imprint

Cover image: www.ingimage.com

Publisher:
Editorial Académica Española
is a trademark of
International Book Market Service Ltd., member of OmniScriptum Publishing Group
17 Meldrum Street, Beau Bassin 71504, Mauritius
Printed at: see last page
ISBN: 978-620-0-41937-8

DEDICATORIA

A ti mama, que tu mente olvido mi nombre
Pero en tu corazón sé que estoy,
Como la niña de tus ojos,
Tu mi musa de inspiración,
Tu mi fuerza al despertar,
Tu mi dulce y mi sal,
Tu mi tristeza y mi felicidad
Tu mi luz y mi oscuridad
Hoy hay un adiós atravesado en mi garganta y
De mi mente jamás saldrás.
Tratando de comprender
Lo que hoy, tu no comprendes
Y de no olvidar
A la que ya todo olvidó.

Selenys Ayala Charris

AGRADECIMIENTOS

Estás conmigo desde antes de verme nacer, creaste cosas hermosas para mí y siempre estuve y estaré en tus planes, tú estás conmigo desde la noche hasta el amanecer, simplemente eres el padre que siempre soñé, nunca me abandonas, permaneces fiel aunque yo sea infiel contigo, cada momento veo tu favor en mi vida; por eso simplemente te doy gracias Dios, gracias por ser el motor de mi vida el cual jamás se apagará sin importar el momento, la situación o el lugar

A nuestros familiares, que han sido el pilar, la fuerza y fuente de inspiración para el logro de cada meta trazada.

A nuestros asesores las docentes Aura Numa y Angélica Romero guías imprescindibles de este proceso.

A nuestros amigos quienes han sido compañeros de vida, en el camino hacia al saber, y saber ser, por sus palabras propicias en cada momento, tolerancia, amor y respeto.

CONTENIDO

TITULO

SINDROME DE BURNOUT E INCERTIDUMBRE FRENTE A LA ENFERMEDAD EN EL CUIDADOR PRIMARIO DEL PACIENTE CON ALZHEIMER EN UNA INSTITUCION PÚBLICA

RESUMEN

Introducción : El Burnout es un estado de agotamiento físico, emocional y mental causado por involucrarse en situaciones emocionalmente demandantes durante un tiempo prolongado, definido como un proceso caracterizado por el agotamiento emocional, despersonalización y dificultades en la realización personal, consecuencia del trabajo cotidiano desarrollado por profesionales dedicados a las denominadas profesiones de servicios

Objetivo: Determinar la presencia del síndrome de burnout y la incertidumbre frente a la enfermedad en el cuidador primario del paciente con alzhéimer

Materiales y métodos: Estudio de enfoque cuantitativo, descriptivo de corte transversal, con una muestra no probabilística de 30 cuidadores principales del paciente con alzhéimer, que consultaron Hospital Rosario Pumarejo De López durante el año 2017, estos fueron investigados por un periodo de 2 meses, para la recolección de datos se utilizó el cuestionario de Maslach Burnout Inventory y la Escala de Evaluación de la Incertidumbre de Merle Mishel, para el análisis estadístico de los datos se utilizó tablas elaboradas en el programa de Microsoft Excel 2016.

Resultados: los cuidadores en su mayoría son mujeres con un 86.6%(26), con un rango etario de 48 a 59 años 40%(12), casadas con el 66.6%(20), hijas del paciente 93.3%(28). El 63.3%(19), padecen un alto grado del síndrome de burnout, el 76.6%(23) agotamiento emocional, 20(66.6%) despersonalización y 63.3%(19) de realización personal. Nivel de incertidumbre frente a la enfermedad del 86.6%(26).

Conclusión: El síndrome de burnout se encuentra presente en los cuidadores del enfermo con alzhéimer además de altos niveles de incertidumbre frente a la enfermedad

Palabras claves: Demencia de Alzheimer, Cuidadores, Burnout, incertidumbre.

ABSTRACT

Introduction: Burnout is a state of physical, emotional and mental exhaustion caused by involvement in emotionally demanding situations for a long time, defined as a process characterized by emotional exhaustion, depersonalization and difficulties in personal fulfillment, a consequence of the daily work developed by professionals dedicated to the so-called service professions

Problem Statement:

Objective: To determine the presence of the exhaustion syndrome and the uncertainty regarding the disease in the primary caregiver of the patient with Alzheimer's

Materials and methods: Study of quantitative, descriptive, cross-sectional approach, with a non-probabilistic sample of 30 main caregivers of the patient with Alzheimer's, who consulted Hospital Rosario Pumarejo de López during the year 2017, these were investigated for a period of 2 months, for data collection the Maslach Burnout Inventory questionnaire and the Merle Mishel Uncertainty Evaluation Scale were used, for the statistical analysis of the data, tables elaborated in the Microsoft Excel 2016 program were used.

Results: caregivers are mostly women with 86.6% (26), with a range of 48 to 59 years 40% (12), married with 66.6% (20), daughters of the patient 93.3% (28). 63.3% (19) suffer from a high degree of exhaustion syndrome, 76.6% (23) emotional exhaustion, 20 (66.6%) depersonalization and 63.3% (19) of personal fulfillment. Uncertainty level against the disease of 86.6% (26).

Conclusion: The burnout syndrome is present in the caregivers of the patient with Alzheimer's disease, in addition to high levels of uncertainty regarding the disease

Key words: Alzheimer's Dementia, Caregivers, Burnout, uncertainty

INTRODUCCION

El término burnout, cuya traducción al castellano significa 'estar quemado', ha sido utilizado en inglés dentro de la jerga deportiva, con él, se intentaba describir una situación en la que, en contra de las expectativas del deportista, éste no lograba obtener los resultados esperados por más que se hubiera entrenado para conseguirlos Mansilla (2011).

Fuera del contexto deportivo, Freudenberger (1974) utilizó por primera vez el vocablo burnout para referirse a los problemas de los servicios sociales, pero fue Cristina Maslach quién comenzó a divulgarlo en el Congreso Anual de la Asociación Americana de Psicólogos en 1977. Ella utilizó esta expresión para referirse a que los trabajadores de los servicios humanos después de meses o años de dedicación acababan 'quemándose' en el trabajo. El síndrome de burnout, también se le denomina 'síndrome de quemarse por el trabajo', 'síndrome de desgaste profesional' o 'síndrome de desgaste emocional'.

En contraste con lo anterior el objetivo consistió en determinar la presencia del síndrome de burnout y la incertidumbre frente a la enfermedad en el cuidador primario del paciente con alzhéimer a través de un estudio cuantitativo, descriptivo, de corte transversal, y prospectivo mediante la aplicación del cuestionario de Maslach Burnout Inventory y la escala de incertidumbre frente a la enfermedad, desarrollada por Mishel, dado que por las característica de esta enfermedad se ven enfrentados a cargas elevadas de estrés que inciden directamente en el inicio del burnout en los cuidadores y cuyo manejo preventivo resulta importante para la comunidad toda vez que el impacto positivo que representa constituye una estrategia efectiva para reducir la comorbilidad de la siada cuidador- paciente cronico.

Esta investigación la componen nueve capítulos, en el capítulo uno planteamiento del problema, la descripción y formulación de mismo, el capítulo dos se expresa la justificación de la investigación, luego se evidencia el capítulo tres donde se plasma el propósito, posterior a ello el capítulo cuatro con el objetivo general y específicos, en el capítulo cinco lo componen el marco referencial con los antecedentes investigativo, el marco teórico y conceptual, el capítulo seis donde se plasma el diseño metodológico, el tipo de estudio , población , muestra, formas de recolección de la información y las consideraciones éticas, en los capítulos siete y ocho el análisis y discusión de resultados, por último en el capítulo nueve las conclusiones del estudio.

1. PLANTEAMIENTO DEL PROBLEMA

1.1. DESCIPCION DEL PROBLEMA

El Alzheimer es una enfermedad neurodegenerativa del cerebro que produce un deterioro progresivo y definitivo de las neuronas provocando una demencia senil. Esta enfermedad afecta la vida cotidiana de los que la padecen, ya que presentan un deterioro intelectual progresivo el cual genera alteraciones psicológicas y problemas de comportamiento que conllevan a la pérdida de la autonomía, requiriendo el cuidado de otra persona.

Siendo la familia la piedra angular de la asistencia a personas mayores que han perdido su capacidad de autonomía, según el informe mundial sobre alzheimer enel cual indican un estudio preliminar multicentro del (Grupo 10/66 de Investigación de la Demencia, 2004) el cual incluía 706 cuidadores de pacientes con Alzheimer y otras demencias en Latinoamérica, India y China además, otro estudio EUROCARE transnacional de cónyuges co-residentes en la unión europea para personas con enfermedad de Alzheimer en el cual se buscaba la identificación de factores asociados con la carga del cuidador (Schneider J, Murray J, & Banerjee, 1999), este incluía a 280 cuidadores de sus cónyuges de 14 países europeos. En ambas investigaciones, y a lo largo de casi todos los entornos, la mayoría de los cuidadores eran mujeres, normalmente hijas o nueras que cuidaban de uno de los padres.

Deslumbra que estos cuidadores de personas con Alzheimer y otras demencias pasaban una media de 1,6 horas al día asistiendo en actividades personales esenciales de la vida diaria (que incluyen bañarse, vestirse, arreglarse, asearse y comer). Al incluir el tiempo invertido en la asistencia en las actividades instrumentales de la vida diaria (como cocinar, hacer la compra, hacer la colada, gestionar la economía doméstica) esta cifra se incrementó hasta las 3,7 horas, y cuando la supervisión general se tenía también en cuenta, la inversión media en asistencia era de 7,4 horas al día.

Razón por la cual las consecuencias negativas de la asistencia han sido estudiadas de forma exhaustiva de acuerdo al tiempo y a la sobre carga que experimenta el cuidador principal del paciente con Alzheimer, los niveles de tensión en el cuidador siguen siendo, en general, tan altos como los registrados en el proyecto europeo EUROCARE, tras una revisión sistemática reciente identificó la prevalencia de trastornos depresivos importantes y el síndrome de burnout entre los cuidadores de personas con Alzheimer siendo la prevalencia entre 2,8 y 38,7 veces mayor.

Lo que implica factores de riesgos múltiples en el cuidador principal del paciente con alzhéimer, relacionados con la sobrecarga ocasionada por el cuidado de su familiar, el vivir con un enfermo de Alzheimer constituye un conjunto de experiencias y vivencias para las cuales la mayoría de las familias tienen poca preparación y casi nunca lo anticipan. La pérdida de la memoria en acontecimientos recientes, confunden a los familiares por los sutiles cambios, los cuales empiezan a entorpecer las enfermedades habituales del paciente. A medida que progresa la enfermedad el paciente es una persona extremadamente dependiente y esto exige una creciente supervisión para prevenir accidentes y dedicación para la satisfacción de sus necesidades básicas.

Lo que puede potenciar en el cuidador de un familiar enfermo de Alzheimer el desarrollar lo que se conoce como el síndrome del cuidador quemado o síndrome de burnout, síndrome tridimensional caracterizado por agotamiento emocional, despersonalización y reducida realización personal o por otra parte la aparición de trastornos depresivos.

En un estudio reciente (Cerquera & Galvis, 2014) identificaron los efectos psicológicos del cuidado referidos a depresión y sobrecarga subjetiva en una muestra de 62 cuidadores formales y 53 informales de pacientes con Alzheimer en Bucaramanga y su área metropolitana, además de conocer las estrategias de afrontamiento y comparar el nivel de afectación de ambos grupos, encontrando la presencia de eutimia estado en 36% de los cuidadores informales y 21% de los formales. Además, 58.5% de los cuidadores informales y 33.9% de los formales presentaron sobrecarga subjetiva intensa. La estrategia de afrontamiento más utilizada en ambos grupos fue la religión. En contraste a lo anterior hubo diferencias significativas entre el nivel de sobrecarga de los cuidadores formales y los informales, pero no entre sus niveles de depresión.

Así mismo (Angulo & Ramírez, 2016) en una investigación en Cali-Colombia sobre la relación entre la calidad de vida en salud y la carga física en cuidadores de personas con enfermedad de Alzheimer, encontraron que esta se ve claramente afectada por los esfuerzos físicos que realizan en su labor de cuidar, según la cantidad de tiempo invertido y el estadio de la patología de la persona con Alzheimer, a medida que avanza la patología, aumenta la dependencia física. El cuidador se ve limitado únicamente a realizar actividades de las que depende el enfermo, descuidando la propia salud, padeciendo este trastornos osteomusculares y dolores asociados, cefalea tensional, insomnio, hipersomnia diurna, pesadillas, disminución de la capacidad física, movimiento torpes, menos agiles e inseguros, sensación de insatisfacción, cansancio y agotamiento.

Este estudio nació mediante la experiencia personal de uno de los investigadores puesto que este es el cuidador principal de su madre que padece la enfermedad de alzhéimer, de inicio temprano a la edad de 45 años, esta era soltera, además el cuidador tenía 16 años, este mantenía niveles de estrés elevados y cargas excesivas de trabajo, dado que además de su ser querido también tendría a su cargo a un hermano de once años e iniciaba la carrera de enfermería, fue el contacto directo con esta patología, los cuidados, la incertidumbre frente la enfermedad, los días de desasosiego, lo que la llevaron a muchos interrogantes entre estos, el que se pretende responder con este estudio, además del análisis de los cambios físicos, psicológicos, la dependencia total e incapacitante que manifiestan estos pacientes, generando en el familiar desequilibrio emocional, espiritual y físico, las cuales son manifestaciones evidentes del cansancio y la tensión que se crea en la diada cuidador- enfermo crónico neurodegenerativo; esta realidad tiene además enormes repercusiones en el ámbito familiar y social del enfermo generando una situación de dependencia continua, causada por el incremento progresivo de la discapacidad del afectado, hecho que fue determinante para tomar la decisión de la ejecución de la investigación.

La excesiva dedicación al paciente se traduce en costes físicos y psicológicos para el cuidador, que en última instancia pueden desembocar en el síndrome de Burnout, es por ello la necesidad creciente de ejecutar investigaciones relacionadas con el padecimiento del síndrome de burnout, en el cuidador de pacientes con dicha enfermedad para establecer criterios de análisis y posibles soluciones a la problemática en la población estudiada.

A medida que la enfermedad de Alzheimer va evolucionando los cuidadores necesitan más ayuda no solo para atender las necesidades asistenciales del enfermo, sino también precisan apoyo socio afectivo para sí mismos (Mannion, 2008). Es evidente que si el cuidador no recibe apoyo profesional, no podrá ofrecer al EA un servicio comprensivo, ni de calidad. Según el Instituto Nacional de Cuidado de Envejecientes de los Estados Unidos- INCEEU – (2011), el cuidador por lo general no posee el conocimiento, ni las destrezas profesionales para atender la condición de salud de su familiar, ni posee los recursos económicos, sociales adecuados para manejar la complejidad del problema por tal razón podría inconscientemente, caer en negligencia, o en maltrato físico y emocional.

Para el estudio de padecer síndrome de burnout en el cuidador de paciente con alzhéimer es válido la aplicación de la teoría de incertidumbre frente a la enfermedad de Merle Mishel, dado que permiten la identificación del nivel de incertidumbre, a través de las herramientas que este posee; teniendo como eje principal el cuidado de la salud biopsicosocial del usuario, además que mediante el diagnostico de factores causales podrán ser estos intervenidos en investigaciones a futuro incrementando el bienestar de la población y la prevención de patologías como estas, fortaleciendo la esencia del actuar de enfermería en el cuidado integral con calidad. Por lo anteriormente escrito los autores se formularon la siguiente pregunta de investigación.

1.2. FORMULACION DEL PROBLEMA

¿El síndrome de Burnout y la incertidumbre frente a la enfermedad, se encuentran presentes en el cuidador primario del paciente con alzhéimer?

2. JUSTIFICACION

La enfermedad de Alzheimer, es una entidad clínico-patológica degenerativa y progresiva, que se caracteriza clínicamente por la presencia de deterioro cognitivo y demencia, neuropatológicamente por la presencia de ovillos neurofibrilares y placas neuríticas, siendo el tipo de demencia más frecuente, representando hasta el 70% de los casos de demencia, es una enfermedad muy incapacitante, progresivamente provoca deterioro cognitivo y pérdida de habilidades, reduce las actividades cotidianas y disminuye la calidad de vida de quien la padece, ya que es irreversible, incurable y representa una importante carga para las familias de los enfermos (Almkvist & Winblad, 1999; Brod, Steward, Sands & Walton, 1999; Lawton, 1994; Lopera et al., 1997; Rabins & Black, 2007; Wierenga & Bondi, 2007).

Se conoce como cuidador primario o principal aquella persona que se encarga de ofrecer apoyo ,soporte y cuidado, para el sostenimienro de las actividades en las que el individuo enfermo precisa ayuda, la literatura científica distingue entre dos tipos de cuidadores, el informal y el formal. El primero alude a una persona miembro de la red social del receptor del cuidado, que brinda atención de manera voluntaria y sin que medie remuneración económica, mientras que el segundo hace referencia a personas que no hacen parte de la familia de la persona enferma, que pueden estar capacitadas o no para ejercer dicho rol y que, a cambio, reciben una remuneración económica (Aparicio et al., 2008; Rogero, 2009).

El paciente con alzheimer por la condición de su enfermedad depende de una persona para la ejecución de su autocuidado, en la mayoría de los casos estos son familiares . A este tipo de cuidado se le conoce como cuidado informal, familiar o no profesional (Rogero-García, 2009). Cuidar a un paciente con alzheimer produce consecuencias perjudiciales para la salud física y mental de su cuidador (Garre-Olmo et al., 2000; Pinquart & Sörensen, 2003; Vitaliano, Zhang & Scanlan, 2003), afectando a sus relaciones familiares y sociales, así como también a su situación económico-laboral (Losada, Montorio, Izal & Márquez, 2006).

El cuidador de un paciente con alzhéimer experimenta diversas emociones durante el tiempo que dura el cuidado, sometido a presiones y cargas que se convierten en factores de riesgo de padecer síndrome del cuidador quemado o síndrome de burnout, esta situación, provoca un fuerte impacto en el entorno del paciente, y en especial en su cuidador principal ya que el progresivo deterioro cognitivo y funcional que provoca, hace que conforme la enfermedad avanza, la persona afectada sea cada vez más dependiente y precise mayor asistencia, potenciando estos factores de riesgo, además de incrementar la incertidumbre frente a la enfermedad.

El modelo del proceso de Burnout de Leiter plantea al síndrome de Burnout como una reacción a la presencia de estresores laborales, de los cuales destacan los conflictos interpersonales, la sobrecarga laboral y la rutina. Así, este modelo plantea que, como consecuencia de las demandas estresantes del ambiente laboral, los cuidadores experimentan sentimientos de cansancio emocional lo que genera la despersonalización, mientras que otros aspectos como habilidades propias, autonomía, toma de decisiones influyen en la realización personal de los mismos. Por tanto, destaca dos procesos paralelos: uno secuencial en el cual los estresores generan el agotamiento emocional y este a su vez la despersonalización y paralelamente la disminución de logro personal.

Las situaciones de estrés a las que están expuestos estos cuidadores, les hace más vulnerables a padecer problemas físicos y psicológicos razón por la cual es fundamental el estudio de estos factores de riesgo a los que esta sometidos la díada enfermo crónico neurodegenerativo-cuidador familiar.

La ejecución del estudio permite el fortalecimiento del proyecto educativo del programa de enfermería (PEP) en el componente investigativo; la enfermera como gestora del cuidado de la salud, la vida y el medio ambiente debe identificar los factores de riesgo causales de patologías como las que se presente estudiar en esta investigación, para conocer el abordaje holístico que le puede brindar al cuidar al cuidador, siendo la investigación un componente imprescindibles en nuestra vida universitaria como seres en constante aprendizaje y conocimiento, lo que genera en el estudiante la necesidad de busca de alternativas o soluciones a las problemáticas sociales.

Esta investigación logrará un impacto positivo en la díada enfermo crónico neurodegenerativo-cuidador familiar, a través de la identificación del síndrome de burnout e incertidumbre frente a la enfermedad, así estos podrán conocer la causalidad de la aparición de dicha enfermedad logrando de esta manera potenciar factores protectores y reduciendo el inicio de la patología; además de establecer un precedente para una posible intervención en investigaciones posteriores contribuyendo al bienestar biopsicosocial de los mismos.

3. PROPOSITO.

Los resultados de esta investigación son fructíferos porque permitieron identificar el síndrome de burnout e incertidumbre frente a la enfermedad en el cuidador primario del paciente con alzhéimer mostrando la realidad actual de esta problemática, además pretende incentivar a los organismo de salud e instituciones educativas la formulación e implementación de programas de promoción de la salud y prevención del síndrome de burnout en el cuidador principal del paciente con alzheimer , mejorando así la salud física y mental de los mismos, además de servir como referente investigativo para futuros estudios donde se amplíe sobre diferentes factores que contribuyan al bienestar de la diada cuidador y paciente con alzhéimer.

4. LINEA DE INVESTIGACION

La presente investigación se inscribe en el área de actuación: práctica de los cuidados de enfermería para la educación en salud, para la atención psicoactiva y el desarrollo humano, bajo la línea de investigación cuidados de enfermería para la salud mental y crecimiento personal.

La educación en salud y el cuidado para la atención psicoafectiva y el desarrollo humano se considera el abordaje integrado para todo profesional enfermero que aporte la mirada holística para la atención de los seres cuidados desde la perspectiva intercultural en mundos cambiantes y adversos. La salud consta de condiciones interpersonales y psicológicas que interactúan. Es promovida a través del proceso interpersonal.

Esta línea de investigación pretende producir conocimiento en el individuo que contribuya a elevar su nivel de bienestar psicosocial y encaminar proyectos de investigación hacia el área de salud mental.

La cual corresponde a la investigación a realizar dado que se centra en el área de interés sobre la salud mental de los cuidadores de pacientes con alzhéimer; mediante la identificación de factores de riesgos para poder lograr en un futuro su intervención y potencialización de factores protectores que permitan la consecución del optimo estado de bienestar biopsicosocial y espiritual además, de la prevención de enfermedades incapacitantes en nuestra población disminuyendo de esa forma los índices de patologías mentales.

5. OBJETIVO

5.1 OBJETIVO GENERAL

Determinar la presencia del síndrome de burnout y la incertidumbre frente a la enfermedad en el cuidador primario del paciente con alzhéimer en una institución publica

5.2 OBJETIVOS ESPECIFICOS

Caracterizar socio demográficamente a los cuidadores primarios del paciente con alzhéimer en una institución publica

Determinar el cansancio emocional, despersonalización y realización personal en el cuidador primario del paciente con alzhéimer en una institución publica

Describir el nivel de incertidumbre frente a la enfermedad en el cuidador primario del paciente con enfermedad de alzhéimer en una institución publica

6 MARCO REFERENCIAL

6.1 ANTECEDENTES INVESTIGATIVOS

Luego de una búsqueda minuciosa en lo referente a la enfermedad de alzhéimer y sus cuidadores, encontramos que:

García, S Et-Al (2013), España. En su investigación Intervenciones enfermeras dirigidas a los pacientes de Alzheimer y a sus cuidadores: una revisión bibliográfica, con una metodología cualitativa mediante un diseño de revisión bibliográfica en las principales bases de datos biomédicas en castellano e inglés (PubMed, Cochrane, Medline, CNAHL, SciELo, Elsevier, Academic Search Premier, Cuiden, CSIC, etc.), seleccionando los ítems más significativos.

El resultado de la búsqueda bibliográfica ha arrojado 11 artículos relevantes en los últimos 5 años relacionados con los objetivos del investigador. De los artículos finalmente seleccionados, 5 corresponden al apartado de tratamientos de la enfermedad y 6 al tema de apoyo a familiares y cuidadores.

La enfermedad de Alzheimer (EA) es una enfermedad neuro-degenerativa de las neuronas. Afecta al 5-7% de las personas de más de sesenta y cinco años. Es la causa de invalidez, dependencia y mortalidad más frecuente en los mayores. Por este motivo es tan importante revisar el estado de las intervenciones dirigidas a estos pacientes y sus familiares.

Refleja la investigación la importancia de profundizar más en esta patología que ha de ser un problemas de salud mental y publica de la actualidad, que además genera dependencia absoluta y cansancio del cuidador afectando como ya se ha mencionado antes el óptimo bienestar biopsicosocial del mismo.

Posterior a este estudio Marta Pérez Perdomo; Juan de Jesús Llibre Rodríguez (2013), Ciudad de la Habana. Características sociodemográficas y nivel de sobrecarga de cuidadores de ancianos con Enfermedad de Alzheimer, Se realizó un estudio descriptivo que incluyó a 75 cuidadores de adultos mayores con demencia leve y moderada de acuerdo con los criterios del DSM IV de la Sociedad Psiquiátrica Americana, seleccionados por un muestreo probabilístico de selección aleatoria simple, de un universo de 120 pacientes que asistieron a la Consulta de Trastornos Cognitivos del Hospital "Carlos J. Finlay".

En un primer momento fue aplicado el cuestionario sociodemográfico a los cuidadores principales de los adultos mayores con demencia de Alzheimer que se encuentran en los estadios leve y moderado de la enfermedad luego de firmar el consentimiento informado, con el objetivo de obtener información de los adultos mayores con demencia leve y moderada y de sus cuidadores que nos permitieran caracterizar la población objeto de estudio. El cuestionario incluyó las variables: edad, sexo, estado civil, tipo de relación con el paciente y ocupación.

En un segundo momento fue aplicada la entrevista sobre la carga del cuidador (Escala de Zarit y Zarit). Esta escala es un instrumento de amplio uso nacional e internacional que permite determinar el nivel de sobrecarga que produce el cuidado del paciente con demencia. Se trata de una escala de 22 ítems, que miden el grado en que los cuidadores perciben como sus responsabilidades tienen efectos adversos sobre su salud, vida personal y social, finanzas y bienestar emocional. Cada ítem se puntúa según la gravedad de la repercusión del 1 al 5. De 22 _ 46 no hay sobrecarga, de 47 _ 55 hay sobrecarga leve y de 56 _ 110 hay sobrecarga intensa.

El grupo de edades con la mayor proporción de cuidadores fue el de 40 a 49 años con un 32,0 %, seguido de los grupos de 60 años y más y 50 a 59 años con un 26,6 % y un 21,3 % respectivamente. En relación con el sexo, estuvo conformada por 49 mujeres lo que representa un 65,3 % y 26 hombres para un 34,6 % del total de cuidadores estudiados.

Los resultados obtenidos en relación al estado civil de los cuidadores principales de adultos mayores con demencia de Alzheimer que se encuentran en los estadios iniciales y moderados de la enfermedad. La categoría con mayor proporción de cuidadores según el estado civil corresponde a los casadas (o) con un 38,6 %, seguidos de las solteras(o) con un 20 % del total de cuidadores incluidos en el estudio.

La relación del cuidador con el adulto mayor con Alzheimer en estadio leve y moderado de la enfermedad. Con relación al cuidado del paciente se constata que este es dado en un 90,6% por familiares del paciente: hijo-hija, esposo-esposa, nieta-nieto y yerno-nuera.

Finalmente las características socio demográficas que predominaron fueron los cuidadores del sexo femenino, el grupo de edad entre 40 y 49 años y los cuidadores con grado de consanguinidad con el anciano. Además, predominó entre los cuidadores el estado civil casado y la mayoría de los cuidadores tienen vínculo laboral. Los cuidadores de los adultos mayores en estadio moderado evidenciaron mayor nivel de sobrecarga que los cuidadores de los adultos mayores en estadios iníciales de la enfermedad.

Se estable una vez más las características sociodemográficas y el grupo poblacional al cual se deberá enfocar el estudio, estableciéndose una relación entre una investigación y otra se reafirma las propiedades inherentes de este conjunto de individuos responsables del cuidado de estos pacientes.

En otro orden de ideas Gómez, Castillo & Alvis (2015) en su estudio describen el nivel de incertidumbre de adultos con diabetes mellitus tipo 2 atendidos en instituciones prestadoras de servicios de salud en Cartagena (Colombia). Este fue un estudio descriptivo a partir de una muestra de 163 pacientes que tuvieran como mínimo dos meses de haber sido diagnosticados con diabetes mellitus tipo 2. El instrumento utilizado fue la escala de la Incertidumbre ante la enfermedad de Mishel y para el análisis de los datos fue utilizado el paquete estadístico SPSS versión 20.0 obteniendo que del total de participantes 76,1 % mostraron un nivel de incertidumbre regular. El fenómeno de la incertidumbre está más relacionado con la incapacidad para identificar si ha mejorado o no (86,5 %), de predecir o explicar la causa de un malestar físico (76,7 %) o predecir el cambio de los síntomas (60,1 %). Conclusiones: para enfermería, abarcar este fenómeno permite una mejor aproximación al análisis de los desafíos y las expectativas de quienes viven con una enfermedad crónica y así proporcionar cuidados que permitan un proceso de adaptación óptimo, que apoyen y enriquezcan la práctica enfermera.

Por otra parte reporta Johnson & Hurtado (2017) en su investigación incertidumbre frente a la enfermedad en adultos mayores con diagnóstico de cáncer con el objetivo de determinar la relación entre las características sociodemográficas (SD) y el nivel de incertidumbre (NI) del adulto mayor (AM) con diagnóstico de cáncer. Fue un estudio cuantitativo, transversal, correlacional con una muestra no probabilística, de personas mayores de 60 años con diagnóstico de cáncer hospedadas en la Corporación Nacional del Cáncer (CONAC), Región de Valparaíso, Chile, por un período de 6 semanas. Para la recolección de datos utilizaron la Escala de Evaluación de la Incertidumbre de Merle Mishel. Encontrando que el 54.8% de los adultos mayores presentan un alto NI. La escolaridad está correlacionada negativamente con el NI, confirmando que la escolaridad está correlacionada con el NI, además se determina un modelo de regresión lineal que permite predecir el NI, basado en las características de escolaridad de los adultos mayores hospedados en CONAC.

Ampliando más la temática de estudio Turró et Al. (2015), Girona, España. En su investigación titulada Distribución factorial de la carga en cuidadores de pacientes con enfermedad de Alzheimer describen que:

La enfermedad de Alzheimer (EA) provoca una necesidad de asistencia a los pacientes que puede provocar estados de carga física, emocional y psicológica en los cuidadores. Los objetivos de este estudio fueron determinar la estructura factorial de la escala de carga de Zarit (EC), establecer las diferencias entre los factores según las características de pacientes y cuidadores y determinar el efecto de la evolución de la enfermedad sobre los factores de la EC durante un período de dos años. Sujetos y métodos. Estudio prospectivo y longitudinal en cuidadores no formales de pacientes con EA. Participaron 463 pacientes diagnosticados de EA probable. La media de edad fue de 75,2 años. A todos los sujetos se les administró el protocolo de estudio semestralmente durante un período de 24 meses. Se evaluó la capacidad cognitiva y funcional del paciente y la presencia de síntomas psicológicos y conductuales. Al cuidador principal se le administró la EC de Zarit. Resultados. Los 21 ítems de la EC se distribuyeron en cinco factores que explicaron el 59,7% de la varianza total de la puntuación. El análisis multivariante identificó la agresividad, la apatía, la irritabilidad, la edad del cuidador y su relación familiar como los principales causantes de la carga.

Este estudio confirma la estructura multidimensional de la EC y aporta información sobre el efecto que las distintas variables clínicas de los pacientes y sociodemográficas de los cuidadores provocan sobre la carga.

Hacia la misma fecha Mª Vicenta Roig, Mª Carmen Abengózar* y Emilia Serra, (2015), España. En La sobrecarga en los cuidadores principales de enfermos de Alzheimer.

Presenta un estudio que mide la sobrecarga experimentada por los principales cuidadores de enfermos de Alzheimer. La muestra está compuesta de 52 sujetos de ambos sexos, con las siguientes características: sujetos a partir de 20 años de edad y sin límite superior, cuidadores principales de ancianos con demencia tipo Alzheimer, que convivían bajo el mismo techo cuidador-enfermo, compartían las actividades de la vida cotidiana. Por último, los ancianos dementes no debían estar institucionalizados. Se controlaron las variables: edad, sexo, estado civil, nº de hijos, nivel de estudios, nivel económico, tipo de vínculo, tiempo de cuidado y el nivel de demencia, así como las respuestas de los sujetos a un cuestionario sobre la Sobrecarga en Cuidadores de Ancianos con Demencia (SCAD). Los resultados de este estudio indican que experimentaron mayor sobrecarga los cuidadores que son mujeres, mayores de 56 años, casadas, con un hijo, con nivel de estudios bajo-medio, de bajo nivel económico, que cuidan al enfermo alrededor de 10-12 años y que cuidan a enfermos en 3ª fase.

Ana Isabel Peinado Portero y Enrique Javier Garcés de Los Fayos Ruiz, (2015), España. Se ahonda más en la investigación en el estudio que lleva como título Burnout en cuidadores principales de pacientes con Alzheimer: el síndrome del asistente desasistido.

En este trabajo se describen los efectos emocionales que sufren los familiares que asumen el papel de cuidadores principales de enfermos de Alzheimer, y en especial el síndrome denominado Burnout. Este trastorno se manifiesta mediante un complejo síndrome afectivo y motivacional, que acaece en quienes desempeñan tareas de ayuda a los demás, caracterizado por la presencia de síntomas de agotamiento emocional, despersonalización en el trato e inadecuación con la tarea que se realiza. El cuidado y atención constante que los familiares deben prestar al enfermo a lo largo de todas las fases de la enfermedad, asistiendo en calidad de testigos impotentes del deterioro progresivo e irreversible de su familiar, justifica frecuentemente la aparición de este síndrome. En este trabajo se describen las variables que influyen en su aparición, desde el ámbito social, familiar y personal, modulando la relación entre cuidador y enfermo. Posteriormente se pone de manifiesto la ausencia de programas de prevención e intervención para paliar los efectos del síndrome. Por último, se concluye la necesidad de implementar programas de intervención psicológica que provean pautas adaptativas de afrontamiento y control emocional a lo largo de las distintas fases de la enfermedad.

En contraste con la anterior se hace necesaria la realización de investigaciones como estas que aporten herramientas para la implementación de dichos programas, además que fortalece nuestro interés sobre la temática en cuestión y la formulación de las pautas adaptativas de afrontamiento y control emocional que contribuyan al bienestar del grupo poblacional.

Cerquera, Pabón y Uribe para el año 2014 realizaron una revisión sobre las intervenciones en cuidadores informales de pacientes con demencia en Colombia estableciendo como objetivo identificar la situación actual de los programas de Intervención de los cuidadores informales de pacientes con demencia tipo Alzheimer por el desempeño de su labor por medio de una revisión científica, para la localización de los documentos se utilizaron la estrategia de búsqueda que refiere al uso de palabras clave, de tipo simple, utilizando dos bibliotecas electrónicas. Se realizó una búsqueda bibliográfica en octubre del 2013 en Redalyc y SciELO, utilizando los descriptores: Cuidadores informales, Alzheimer, Intervención en cuidadores. Los registros obtenidos oscilaron entre 95 y 16, tras la combinación de las diferentes palabras clave. También se realizó un rastreo en Internet en el buscador «google académico» con los mismos términos. Se seleccionaron 59 documentos de revistas indexadas, publicados entre el año 2000 y 2014, los cuales trataban sobre la enfermedad de Alzheimer, los cuidadores informales y las intervenciones en los cuidadores informales.

Como conclusiones obtuvieron que el estado actual de las intervenciones psicológicas para cuidadores en Colombia, ,existen estudios en relación al estrés adaptado al cuidado considerando factores internos, externos y contextuales para entender el malestar que representa el cuidado, sin embargo, son pocos, considerando el incremento de esta problemática.Sin embargo, las diferencias encontradas entre las investigaciones que caracterizan a los cuidadores informales de adultos mayores con demencia en Colombia y otros países como España y Cuba refieren a las características clínicas, donde se presentan variaciones especialmente en variables como depresión y estrategias de afrontamiento, mientras que los datos sociodemográficos mantienen el perfil del cuidador. Los estudios sobre cuidadores y programas de intervención, no son lo suficientemente concluyentes para permitir que el cuidador asuma de la mejor forma el rol, de tal manera que se requieren de otro tipo de estudios que generen mayor impacto en dicha población.

Se reafirma una vez más la necesidad de la ejecución de investigaciones a fines sobre la diada enfermo crónico neurodegenerativo- cuidador principal, que permitan el establecimientos de datos que contribuyan a la calidad de vida y bienestar biopsicosocial de estos individuos, siendo perentorio el estudio de los factores de riesgo de padecer el síndrome de burnout en estos cuidadores colombianos, que ya han de transigir la patología de su ser querido y pueden llegar a verse sumidos en un sufrimiento más como lo es el estar quemado.

A nivel institucional encontramos que María Echeverri y Yulieth Camelo elaboraron un estudio descriptivo, prospectivo con un abordaje cualitativo, a cerca del síndrome de burnout en el cuidador primario al cuidado del adulto mayor con alzhéimer Valledupar (2011) cuyo objetivo era identificar la presencia del síndrome de burnout en dicha población, la cual fue de 5 cuidadores primarios del adulto mayor con EA, el instrumento utilizado fue una entrevista a profundidad que contaba con tres categoría: I- Agotamiento emocional, II- Despersonalización , III-

Realización personal; con este estudio se pudo demostrar que el hecho se ser el cuidador primario de estos adultos mayores, genera un impacto en la vida de los cuidadores, lo que consigue expresarse en forma de agotamiento emocional, sentimientos de frustración , rabia, enojo, dolor, desgaste, perdida de energía, etc. En uno de los casos se pudo evidenciar ideas suicidas a causa del tiempo que dice " estar desperdiciando, brindándole cuidado a su familiar", observaron un estado de agotamiento, producido por la participación permanente de sus familiares en situaciones emocionalmente demandantes.

Por otro lado observaron cómo los cuidadores se encuentran desprotegidos, y terminan convirtiéndose también en pacientes, ya que no cuentan con ningún tipo de ayuda, ni asesoría profesional que permita mejorar su salud emocional y física.

Posterior a ello Karina Barbosa y Cristina Peña elaboraron la guía de atención de enfermería para personas con la enfermedad de alzhéimer en el municipio de Urumita La Guajira (2012) cuyo objetivo era el diseño de dicha guía mediante la identificación de los factores de riesgo y los conocimientos y prácticas de los cuidadores, cuya metodología fue cualitativa, el método de estudios de casos fue con siete personas diagnosticadas con alzhéimer en edades entre 65 y 85 años que viven en el are urbana, mediante instrumentos como la entrevista en profundidad y guía de observación participante , obteniendo como resultado que dentro de los factores de riesgos que no son modificables en la población estudiada se encuentra la herencia, la edad, el sexo y dentro de los modificables son todos aquellos donde no hay satisfacción de las necesidades de: respiración, ejercicio, sueño, nutrición, ingesta y eliminación de líquidos, integridad física, vestuario, oxigenación, comunicación, creencias y valores, seguridad física y educación; hay desconocimiento acerca de la patología porque tanto el cuidador como el paciente, no tienen conocimientos y practicas con respecto a la enfermedad, además con base en dicha investigación elaboraron una propuesta de cuidado de atención a personas con alzhéimer.

Ahora bien se hace necesaria la mención de la investigación de tipo descriptiva y cualitativa realizada por Aba Jiménez y Gladys Ayola sobre los cambios en la calidad de vida del cuidador primordial de pacientes con enfermedad crónica en Valledupar (2012), con el objetivo de identificar los principales cambios en la calidad de vida de dicha población, la cual conto con 10 pacientes que tuvieran su cuidador primario y las siguientes enfermedades: alzhéimer, párkinson, con ACV, con trastornos mentales, cataratas congénitas y cuadripléjicos, se llevaron a cabo dos entrevistas domiciliarias a cada paciente y se ejecutaron una serie de preguntas por medio de la aplicación de un instrumento estructurado para los cuidadores primarios y pacientes con enfermedades crónicas del cual el primero distribuido en 44 preguntas de las cuales se desprender tres grandes categorías; cambios biopsicosociales, calidad de vida y sobrecarga del cuidado y el segundo distribuido en 18 preguntas de las cuales se pudo averiguar la calidad de vida del paciente, su relación con el cuidador y el manejo de la enfermedad.

Los resultados que obtuvieron fueron que 6 de los cuidadores no dedican tiempo para el mismo y para su familiar, el cuidado los ocupa todo el tiempo, no tienen quien los ayude y tienen que asumir otras formas de trabajo en su propia casa, cuando el tiempo es poco para la familia y el cuidador, aparece la sobrecarga acompañada del estrés, altos niveles de cansancio, sentimientos de culpa y desespero por cuidar del familiar al que no se le ve mejoría. Para 5 cuidadores el tiempo dedicado a su familiar no se ha alterado, si disponen de su tiempo y han encontrado apoyo en otros miembros de la familia.

La sobrecarga del cuidador es todo exceso de trabajo que realiza un cuidador formal e informal para la atención de pacientes generalmente enfermos, esta sobrecarga genera un impacto físico y psicológico y se denomina actualmente síndrome de burnout, el cual es el objeto de estudio de nuestra investigación.

6.2MARCO TEORICO

La incertidumbre es la capacidad de determinar el significado de los hechos que guardan relación con la enfermedad y aparece cuando la persona que toma la decisión no es capaz de otorgar valores definidos a los objetos o hechos, o no es capaz de predecir con precisión qué resultados se obtendrán (Misehl,1988).

Mishel plantea dentro de la incertidumbre una serie de dimensiones la cuales son, el marco de los estímulos que constituye la forma, composición y estructura de los estímulos que percibe una persona; estímulos que, por tanto, se estructuran dentro de un esquema cognitivo, este es la habilidad de la persona para procesar la información y reflejan tanto las capacidades innatas como las respuestas a la situación , por último se encuentra la fuente de estructura que representan los recursos existentes para atender a la persona en la interpretación del marco de estímulos.

La incertidumbre invade casi cada aspecto en la vida de la persona; por tanto, sus efectos aparecen condensados y, por último, se enfrentan a la estabilidad del sistema. Como respuesta a la confusión y al desorden provocado por un estado de continua incertidumbre, el sistema no tiene otra opción que cambiar para sobrevivir.

Lo ideal sería que en condiciones de incertidumbre crónica, la persona pasase gradualmente de una evaluación negativa de la incertidumbre a la adopción de un nuevo modo de ver la vida que acepte esta como parte de la realidad.

El cuidador primario se siente agotado pero atiende a su familiar enfermo, muchas veces este trabaja fuerte sin recibir remuneración económica, además de que carece de sistemas de apoyo.

De esta forma los individuos cuidadores del paciente con alzhéimer, anónimos de la sociedad, en medio del caos y sobrecarga que produce la entrega al cuidado de la vida del EA, terminan enfrentándose a la estabilidad del sistema, como respuesta al desorden provocado por un estado de continua incertidumbre, creyendo muchas veces no tener herramientas para seguir, sintiéndose agobiados no tienen otra opción que cambiar para sobrevivir, y levantarse día a día al servicio del otro.

Es por ello que dicha teoría se fusiona con esta investigación dado que permite indagar a cerca de la incertidumbre que tiene el cuidador principal a cerca de la patología que padece su familiar, lo que genera en este sentimientos de despersonalización, agotamiento emocional e incluso dificultad en su realización personal, conllevándolo al síndrome de burnout objeto de estudio de esta investigación.

6.3 MARCO CONCEPTUAL

La patología que padece el familiar del cuidador principal objeto de estudio de esta investigación ha de ser el Alzheimer (EA), esta es una entidad clínico patológica neurodegenerativa caracterizada clínicamente por el deterioro progresivo de múltiples funciones cognitivas y patológicamente por la presencia de ovillos neurofibrilares y placas neuríticas hipocampo-neocorticales. Es una enfermedad multisistémica del sistema nervioso central, siendo la demencia de mayor prevalencia. Se ha establecido una dicotomía en su estudio: 1) de edad precoz (antes de los 65 años), cuyo pronóstico es peor, y 2) de inicio tardío.

Los factores de riesgo incluyen, entre otros, la edad avanzada, la existencia de un familiar de primer grado afecto, antecedentes de síndrome Down, haber padecido un traumatismo craneal grave, herencia del alelo ε4 de la apolipoproteína E (Boada y Tárraga, 2000). Su etiología es desconocida, aunque una de las hipótesis más aceptadas para explicar la fisiopatología de la EA es la cascada amiloide, la cual postula un papel central del péptido Aβ amiloide, ya que al existir desequilibrio entre su producción y su eliminación, su acumulación iniciaría un proceso que finalizaría con la pérdida neuronal.

Tras el diagnóstico de la EA, la familia debe ser informada que sus consecuencias no solo afectarán al paciente, sino al conjunto del núcleo familiar, repercutiendo en su calidad de vida; por tanto, los cuidadores y familiares del enfermo son también víctimas de la enfermedad. El impacto de la EA sobre la familia del enfermo es un hecho incuestionable, que está modulado por múltiples factores, entre los que destacamos:

La situación económica familiar. Diversos estudios confirman que la magnitud de la carga percibida por el cuidador familiar de un paciente con EA depende de su estatus económico (Biegel, Song y Chakravarthy, 1994; Biegel, Milligan, Putman y Song, 1994).

La red de apoyo social. Englobando dentro de este término tanto a los miembros de la familia como a los profesionales de la salud (Biegel et al., 1994). Esta red no sólo tiene que estar presente, sino que el familiar-cuidador debe ser consciente de su presencia y tener acceso directo y rápido a ella.

El tipo de relación conyugal. El apoyo emocional que provee una relación afectiva conyugal satisfactoria, se ha revelado como una condición fundamental para no sobrepasar los niveles óptimos de estrés en mujeres casadas (Cabello, 1993).

El estado de salud de los propios cuidadores. Este es un importante predictor de sintomatología depresiva, siendo el único significativo entre los hombres cuidadores de esposas con Alzheimer, y el más potente de los predictores de depresión entre mujeres (Pruchno y Resch, 1989).

La evolución del proceso demencial. Los síntomas propios de cada una de las fases de la enfermedad no se dan por igual en todos los enfermos. La aparición de alteraciones paranoides (como alucinaciones, agresividad, etc.). incrementan el estrés de aquellos que observan impotentes el progresivo deterioro del familiar (Struening et al., 1995; Schulz y Williamson, 1991; Song et al., 1997).

Todos estos factores propios de la enfermedad de alzheimer incrementan el riesgo de padecer el síndrome de burnout en el cuidador principal de estos pacientes, dadas las demandas que estos requieren, y el estrés que se deriva del acto de cuidar.

Al referirse al síndrome de burnout en el cuidador principal, la definición más aceptada hoy en día sobre burnout es la propuesta por Maslach y Jackson en 1981; quienes consideran que el síndrome es una forma inadecuada de afrontar un estrés emocional crónico cuyos rasgos principales son el agotamiento emocional, la despersonalización y la disminución del desempeño personal

El concepto de burnout implica estos aspectos fundamentales que son:

1. Agotamiento emocional. Caracterizado por una disminución y pérdida de los recursos emocionales.

2. Despersonalización o deshumanización(o cinismo). Caracterizado por el desarrollo de actitudes negativas, de insensibilidad hacia los receptores del servicio prestado.

3. Baja realización personal. Que consiste en la percepción del trabajo de manera negativa; los afectados se reprochan no haber alcanzado los objetivos propuestos, con vivencias de insuficiencia personal y baja autoestima profesional

El cuadro clínico puede seguir la siguiente secuencia:

Etapa 1. Se percibe desequilibrio entre demandas laborales y entre recursos materiales y humanos de forma que los primeros exceden a los segundos, lo que provoca una situación de estrés agudo.

Etapa 2. El individuo realiza un sobre-esfuerzo para adaptarse a las demandas. Pero esto sólo funciona transitoriamente (hasta aquí el cuadro es reversible).

Etapa 3. Aparece el síndrome de burnout con los componentes descritos.

Etapa 4. El individuo deteriorado psicofísicamente se convierte en un peligro más que en una ayuda para los destinatarios de los servicios.

En general, pueden establecerse dos tipos de repercusiones del síndrome de burnout: para el individuo (salud, relaciones interpersonales) y para la institución (en este caso para el paciente con alzhéimer.), propensión al abandono y el ausentismo, deterioro de la calidad del servicio, genera cierto grado de hostilidad y resentimiento Martínez & López (2005)

A lo largo de la investigación se planteara el termino cuidador este hace referencia a aquellas personas que, pudiendo ser familiar o no del paciente incapacitado o enfermo, mantiene contacto humano más estrecho con ellos. Su principal función es satisfacer diariamente las necesidades físicas y emocionales del paciente.

Existen conceptos operativos del término cuidador identificados en la literatura como: aquella persona que asiste o cuida a otra afectada de cualquier tipo de discapacidad, minusvalía o incapacidad que le dificulta o impide el desarrollo normal de sus actividades vitales o de sus relaciones sociales.

Es un concepto mixto formado en gran medida por la realización de tareas de carácter de apoyo, pero definido también en términos de relaciones sociales y familiares, generalmente parentesco, aunque se extiende a lazos de amistad o de vecindad donde éstos han adquirido el carácter de relaciones primarias.

Además otras definiciones indican que es la persona familiar o cercana que se ocupa de brindar de forma prioritaria apoyo tanto físico como emocional a otro de manera permanente y comprometida

El término se utilizaba para referirse a los miembros de la familia u otros importantes que atendieron al paciente en su domicilio y que fue identificado por el paciente como su cuidador principal

Este asume la responsabilidad total del paciente ayudándole a realizar todas las actividades que no puede llevar a cabo; generalmente es un miembro de la red social inmediata (familiar, amigo o incluso vecino), que no recibe ayuda económica ni capacitación previa para la atención del paciente.

La incertidumbre es definida como la duda o perplejidad que sobre un asunto o cuestión se tiene, en este sentido la incertidumbre podría igualarse a un estado de duda en el que predomina el límite de la confianza o la creencia en la verdad de un determinado conocimiento (Definición ABC, 2014), Mishel en su teoría desarrollada, se refiere a la incertidumbre como la incapacidad de determinar el significado de los hechos que guardan relación con la enfermedad apareciendo entonces cuando la persona que toma la decisión no es capaz de otorgar valores definidos a los objetos o hechos, o no es capaz de predecir con precisión qué resultados se obtendrán. Gómez (2015) en su estudio menciona desde la perspectiva de la psicología, que la incertidumbre puede entenderse como un estado cognitivo resultante de impulsos o señales que no son suficientes para formar un esquema cognitivo o una representación interna de un hecho. Arreguin (2012) establece a la incertidumbre, como un componente inherente a todas las experiencias de enfermedad, independientemente del género, que influye en hombres y mujeres quienes perciben los procesos de tratamiento y adaptación. En su investigación encontró que las mujeres tenían mayor incertidumbre por el pronóstico de la enfermedad, la complejidad del tratamiento y la falta de información.

Para determinar el nivel de incertidumbre según la teoría de Mishel se toma los antecedentes de la incertidumbre como lo son el marco de estímulos, las fuentes de estructura y capacidades cognitivas, las cuales permiten conocer los factores con mayor afectación para la aparición de incertidumbre en la persona. A continuación, se describen cada una de estas categorías.

A. Marco de los estímulos: El marco de los estímulos constituye la forma, composición y estructura de los estímulos que percibe una persona; estímulos que, por tanto, se estructuran dentro de un esquema cognitivo (Mishel,1988).
B. Esquema cognitivo: El esquema cognitivo es la interpretación subjetiva de la persona con respecto a su enfermedad, tratamiento y hospitalización (Mishel,1988)
C. Fuentes de la estructura: Las fuentes de la estructura representan los recursos existentes para atender a la persona en la interpretación del marco de estímulos (Mishel,1988)

7 DISEÑO METODOLOGICO

7.1 TIPO DE ESTUDIO

Para realizar la investigación acerca del síndrome de burnout y nivel de incertidumbre en los cuidadores de la enfermedad de alzhéimer se realizó un estudio de enfoque cuantitativo ya que utiliza la recolección, análisis y medición de datos para dar respuestas a interrogantes de investigación y probar hipótesis previamente hechas, descriptivo debido a que indaga acerca del agotamiento emocional, despersonalización , la realización personal , además del nivel de incertidumbre frente a la enfermedad en la población encuestada, de corte transversal denominado también de prevalencia, dado que se estudia el síndrome en una población bien definida en un momento determinado.

7.2 POBLACIÓN

La población estuvo conformado por una base de datos otorgada por el HRPL en la cual se encontraban 83 cuidadores primarios de pacientes con enfermedad de alzhéimer, que consultaron al organismo social en las diferentes áreas que este ofrece, consulta externa, hospitalización y urgencias del año 2017, a esta se le aplico unos criterios de inclusión como lo fue, el vivir en el área urbana de Valledupar, que el paciente con alzhéimer no hubiese fallecido, que la persona a encuestar fuese el cuidador principal del paciente y no recibiera remuneración económica por el acto de cuidar.

7.3 MUESTRA:

Se aplicó muestreo por conveniencia luego de depurar la base de datos otorgada por el HRPL de las personas con enfermedad de alzhéimer que habían consultado en el periodo de observación, haciendo uso del software dinámica gerencial, el cual permitió obtener los datos de ubicación de los cuidadores principales, luego se procedió al llamado vía telefónica de los familiares del paciente con alzhéimer, donde se realizaba una breve explicación acerca de la investigación buscando persuadir a los mismos y que estos aceptaran la participación de dicho estudio, logrando que más o menos 20 personas aceptaran la visita domiciliaria y aplicación de la encuesta, además se captaron familiares que consultaban la urgencia del HRPL en el periodo de observación logrando así que la muestra estuviese finalmente conformada por 30 cuidadores principales del usuario con alzhéimer.

7.4 RECOLECCION DE LA INFORMACIÓN

El instrumento que se utilizó para la recolección de los datos es el Cuestionario de Maslach Burnout Inventory de 1986 que es el más utilizado en todo el mundo, esta escala tiene una alta consistencia interna y una fiabilidad cercana al 90%, está constituido por 22 ítems en forma de afirmaciones, sobre los sentimientos y actitudes del profesional en su trabajo y hacia los pacientes y su función es medir el desgaste profesional, (Pérez et al., 2012). El cuestionario Maslach se realiza en 10 a 15 minutos y mide los 3 aspectos del síndrome: Cansancio emocional, despersonalización, realización personal.

Con respecto a las puntaciones, altas puntuaciones en las dos primeras subescalas y bajas en la tercera permiten diagnosticar el trastorno.

1. Subescala de agotamiento emocional (AE). Consta de 9 preguntas 1, 2, 3, 6, 8, 13, 14, 16, 20. Valora la vivencia de estar exhausto emocionalmente por las demandas del trabajo. Puntuación máxima 54

2. Subescala de despersonalización (DP). Está formada por 5 ítems los cuales se componen de las preguntas 5, 10, 11, 15, 22... Valora el grado en que cada uno reconoce actitudes de frialdad y distanciamiento. Puntuación máxima 30

3. Subescala de realización personal (RP). Se compone de 8 ítems 4, 7, 9, 12, 17, 18, 19, 21... Evalúa los sentimientos de autoeficacia y realización personal en el trabajo. Puntuación máxima 48.

Para su medición se distribuyen los rangos de las puntuaciones totales de cada subescala en tres tramos que definen un nivel de burnout experimentado de la siguiente manera:

Tabla 1.Dimensiones, número de ítems y clasificación del Síndrome Quemado por el Trabajo

Dimensión	Cansancio emocional	Despersonalización	Realización Personal
Número Ítems	9	5	8
Clasificación sobre puntuación obtenida			
Bajo	< 19	< 6	≥ 40
Medio	19-26	6-9	34-39
Alto	≥ 27	> 9	≤ 33

Fuente: Adaptación de López Franco y otros (2005)

La escala se mide según los siguientes rangos: 0 = Nunca 1 = Pocas veces al año o menos 2 = Una vez al mes o menos 3 = Unas pocas veces al mes o menos 4 = Una vez a la semana 5 = Pocas veces a la semana 6 = Todos los días

Para la medición de la incertidumbre se utilizó la escala de incertidumbre frente a la enfermedad, desarrollada por Mishel. Esta escala en su versión original ha sido usada en personas con enfermedad crónica para determinar el significado que le da la persona a los eventos o hechos relacionados con su estado de salud, por lo que puede ser aplicada a los cuidadores principales del paciente con alzhéimer. Con este instrumento la persona emite su grado de acuerdo a una serie de afirmaciones relacionadas con su salud física/psicológica y al nivel de incertidumbre generado frente a diversas situaciones de la enfermedad o tratamiento, tales como: diagnóstico, síntomas, tratamiento, información recibida, relaciones con el equipo de salud y pronóstico. Las opciones de respuestas para cada ítem se dan en una escala tipo Likert, que va desde muy en desacuerdo a muy de acuerdo, con un valor mínimo de 1 a un valor máximo de 5 puntos, Torres (2013), siendo 5 el nivel más alto de incertidumbre, salvo para las preguntas 6, 7, 10, 12, 21, 22, 25, 27 y 29 donde el puntaje es invertido.

Para establecer la consistencia interna de la escala se empleó el α de Cronbach, ya que es la prueba más adecuada para escalas que constan de 3 a 20 ítems aproximadamente. El valor del coeficiente α de Cronbach fue de 0.713, lo que nos indica una buena consistencia interna (ya que el valor supera el estándar establecido Campo & Oviedo (2008), que se encuentra entre 0.70 y 0.90.

El puntaje máximo de la escala es de 145 puntos y el mínimo 29 puntos, contemplando los siguientes puntos de corte para su evaluación:

Tabla 2 Puntaje de corte calificado para medir la incertidumbre.

Nivel de incertidumbre	Puntos
Bajo	<59
Regular	59-87
Alto	>87

Fuente: Tesis de Doctorado “Modelo estructural de enfermería de calidad de vida e incertidumbre frente a la enfermedad. Chile, 2005-2006”, de Torres A. (21).

De acuerdo con los supuestos de Mishel y a los ítems contenidos en el instrumento, se evalúan las dimensiones marco de estímulos, capacidades cognitivas y fuente de la estructura para la incertidumbre ante la enfermedad.

Tabla 3 Modelo estructurado de incertidumbre frente a la enfermedad

Antecedentes de la incertidumbre	ÍTEMS
Marco de estímulos	1, 2, 3, 4, 7, 8, 9, 12, 15, 16, 17, 18, 20, 21, 22, 24, 25, 29
Capacidades cognitivas	5, 6, 10, 13, 26
Fuentes de la estructura	11, 14, 19, 23, 27, 28

Fuente: Documento de Tesis de Doctorado “Modelo estructural de enfermería de calidad de vida e incertidumbre frente a la enfermedad. Chile, 2005-2006”, de Torres A. (21).

7.5CONSIDERACIONES ÉTICAS EN LA INVESTIGACIÓN

Para el desarrollo de la investigación se contemplaron los siguientes aspectos éticos:

La presente investigación es ética y tiene valor social y científico pues los resultados conducirán a la determinación de la presencia del síndrome de burnout y la incertidumbre frente a la enfermedad en el cuidador primario del paciente con alzhéimer, la selección de los participantes se hará de manera equitativa atendiendo a los interrogantes propuestos y no a la vulnerabilidad de la población y evitando incurrir en conflicto de intereses, por parte de los investigadores.

Para su inclusión en el estudio cada uno de los participantes luego de conocer la información sobre la finalidad, los riesgos, los beneficios de la investigación, de manera voluntaria deberá firmar el consentimiento informado, documento en el cual además se expresa que está en total libertad de retirar su asentimiento en cualquier momento sin que ello, represente ningún tipo de repercusión para el sujeto de estudio. Ver anexos

Se tuvieron en cuenta algunos de los aspectos contenidos en la resolución 008430 del 04 de octubre 1993 en la cual se establece las normas científicas y técnicas de la investigación en salud, como el que la investigación sea adelantada o respaldada por profesionales con experiencia en el área, el tipo de estudio según los lineamientos del ministerio de salud corresponden a una investigación sin riesgos, toda vez que en este no se propusieron intervenciones que representaran peligros para la salud física, sicológica y emocional de los y las adolescentes objeto de estudio.

Los derechos, dignidad, interés y sensibilidad de las personas se respetaran al examinar las implicaciones de la información a obtener, así mismo se guardará la confidencialidad de la misma, y la identidad de los participantes.

LOS PRINCIPIOS ETICOS QUE SE GARANTIZARON EN ESTE ESTUDIO FUERON:

No maleficencia: no se realizara ningún procedimiento que pueda hacer daño a los participantes de este estudio.

Justicia: la muestra se seleccionará sin ningún tipo de discriminación tratando a los participantes del estudio con igual consideración y respeto.

Beneficencia: se aplicará durante la entrevista; en el proceso de recolección de la información y al inferir sobre los potenciales resultados, para lo cual investigadores podrán en relevancia la necesidad del conocimiento de la investigación.

Autonomía: en todo momento debe respetarse la autonomía del cuidador para participar en el estudio. No se debe presionar al cuidador. Este puede retirarse del estudio en el momento que considere necesario, toda participación será voluntaria.

Confidencialidad: los cuidadores tendrán la garantía de que los datos obtenidos y recolectados, tendrán la reserva necesaria manteniendo su integridad, no se divulgara su nombre, se manejara por casos a los cuales se les asignara un número.

8 ANÁLISIS RESULTADOS

Caracterización socio-demográficamente la población de estudio

Al referirse de la edad del cuidador se obtuvo que el 40%(12) de la población encuestada tenían un rango etario de 48 a 59 años, la edad de la persona cuidada oscila entre los 50 a 59 años y 60 a 80 años con un mismo porcentaje del 33.3%(10), estos cuidadores de paciente con alzhéimer en su mayoría eran mujeres con un 86.6%(26), predomina el estado civil casado con el 66.6%(20) del universo en estudio, el nivel subsidiado llevo la vanguardia con el 56.6%(16), por lo general los niveles de escolaridad fue la básica primaria con el 40%(12) de los encuestados, el vínculo que tenían la diada cuidador y enfermo con alzhéimer era el de hijo con el 93.3%(28).

El 23.3%(7) de los encuestado refirió llevar más de 5 años cuidado al paciente con dicha enfermedad, la zona de residencia que predominó fue la urbana con el 80%(24), en cuanto a los ingresos económicos actuales el 70%(21) manifiesta que subsiste con $100.000 a $500.000, dado lo demandante del cuidado del paciente y tiempo que este requiere el 56.6%(17) se encuentra desempleado. Ver tabla 4.

Cuestionario de Maslach Burnout Inventory.

De los 30 cuidadores del paciente con enfermedad de alzhéimer el 63.3%(19), padecen un alto grado del síndrome de burnout, asimismo se presentaron altos niveles en cada una de las subescalas evidenciado por el 76.6%(23) de los encuestados tenían un alto grado de agotamiento emocional, seguido por 20(66.6%) de los cuidadores familiares del paciente con despersonalización y 63.3%(19) de estos tenían problemas de realización personal. Ver tabla 5

Subescalas del síndrome de burnout Ver tabla 6

En la subescala de agotamiento emocional se infiere que el 10(33.3%) refieren agotamiento emocional por lo menos una vez a la semana, en cuanto al cansancio al final de la jornada de cuidado 11(36.6%) manifiestan esta sensación todos los días, en contraste con lo anterior esta misma población indica que sienten que cuidar todo el día al enfermo con Alzheimer supone un gran esfuerzo y se cansa, además el 12(40%) se encuentran fatigados al enfrentarse a otra jornada de cuidado una vez a la semana.

Igualmente el 15(50%) de los encuestados declararon que se encuentran desgastados por la labor de cuidar, además el 12(40%) experimenta sentimientos de frustración todos los días de la semana, este mismo porcentaje enunciaron que trabajan demasiado, sin embargo tan solo 9(30%) indicaron que cuidar a su familiar le producía estrés unas pocas veces a la semana.

La subescala despersonalización reveló que el 12(40%) de los cuidadores familiares de personas con Alzhéimer mencionaron nunca haber tratado a su familiar con un objeto impersonal, aunque el 12(40%) refieren insensibilidad hacia las personas desde que cuida al enfermo con alzhéimer, dado el vínculo afectivo con el paciente el 14(46.6%) nunca han experimentado sentimientos despreocupación con respecto a lo que le ocurra a su familiar.

Con respecto a la realización personal el 15(50%) de los cuidadores refirieron tratar con eficacia los problemas de mi familiar, además el 19(63.3%) creen tener una influencia positiva en la vida del paciente, a pesar de que el 9(30%) de los encuestados manifiestan nunca tener energía en el trabajo, mientras que el 10(33.3%) llegan a crear todos los días un agradable con el familiar, además tan solo el 9(30%) se encuentran motivados después cuidar al paciente , no obstante el 15(50%) declaran que logran la consecución de cosas valiosas con la acto de cuidar, pero el 10(33.3%) refirieron que unas pocas veces al mes tratan de los problemas emocionalmente con mucha calma.

Escala de incertidumbre frente a la enfermedad Merle Mishel

Se evidencia un alto nivel de incertidumbre frente a la enfermedad puesto que el 86.6%(26), de los familiares del paciente con enfermedad de alzhéimer obtuvieron más de 87 puntos en la subescala, además el otro 13.3%(4) de los encuestados presentaron un nivel regular de incertidumbre, es decir que la totalidad de los encuestados padecían algún nivel de incertidumbre frente a la enfermedad. (Ver Tabla 7)

Incertidumbre frente a la enfermedad Merle Mishel según las dimensiones (Ver tabla 8)

En lo referente a la incertidumbre frente a la enfermedad se encontró en la dimensión del marco de estímulos que el 20(66.6%) poseen conocimientos acerca de la enfermedad, sin embargo el 22(73.3%) refieren tener dudas sin respuestas, igualmente el 15(50%) poseen claridad a cerca del daño que causa la enfermedad, además el 22(73.3%) manifiestan que los síntomas del paciente cambian de forma impredecible, a pesar de que el 18(60%) no puede planear su futuro dadas las condiciones del paciente, al indagar acerca de si el curso de la enfermedad se mantenía el 23(76.6%) estuvieron de acuerdo, asimismo el 16(53.3%) no tienen claro lo que está sucediendo , igualmente el 20(66.6%) le es difícil determinar cuánto tiempo pasara antes de que pueda cuidarse por sí mismo.

En la dimensión cognitiva se obtuvieron los siguientes datos que el 18(60%) de los encuestados las explicaciones acerca de la enfermedad le son confusas, no obstante ese mismo porcentaje manifestó que entiende todo lo que se le explica, sin embargo el 21(70%) indico que le entregan demasiada información que no puede decir cuál es la más importante.

Al referirse a la fuente de estructura se encontró que el 18(60%) de la muestra consideran que los médicos dicen cosas que podrían tener mucho significado, además para el 14(46.6%), están de acuerdo que es equipo de salud que le brinda la atención al paciente con alzhéimer el responsable de la salud del mismo, mientras que el 21(70%) le han entregado diferentes opiniones acerca de cuál es la enfermedad de alzhéimer, sin embargo el 27(90%), le han dicho como tratar esta patología, pero a este mismo porcentaje no le han dado un solo diagnóstico, lo que aumenta los niveles de incertidumbre frente a la enfermedad en esta población.

9 DISCUSIÓN DE RESULTADOS

De acuerdo a la características sociodemográficas indagadas en los cuidadores familiares de los pacientes con alzhéimer atendidos en el HRPL, se encontró que el 40% de la población del presente estudio oscila en un rango de 46 a 59 años de edad, resultados similares reportan Valle, et- al 2015 quienes informaron una media de edad de 44 años, por su parte Arakaki, 2016, obtuvo como hallazgo que solo el 25% de la población en estudio se encontraban en un rango de edad de 40 a 50 años , en cuanto a la persona cuidada el rango de edad es de 50 a 59 años y 60 a 80 años con igual porcentaje del 33.3%, estos resultados son coincidentes con los presentados por Rivera (2013) en la cual la distribución de frecuencia de la edad de los enfermos con alzhéimer que reciben los cuidados, se sitúan entre los 81 a 90 años. La presencia de enfermedad de alzhéimer en un grupo poblacional significativamente menor (50 años de edad) genera conmoción ante la creciente aparición de nuevos casos de inicio precoz de la patología, lo que es una forma poco frecuente de demencia que afecta a personas menores de 65 años, cuyo pronóstico futuro sugiere un mayor deterioro, se infiere que la población adulta en progresión al adulto mayor es más propensa a presentar patologías neurodegenerativas como la enfermedad de alzhéimer, dado que a esa edad ocurre la degeneración y envejecimiento progresivo del cerebro Suriñachb, & Gamisansb (2004).

Con respecto al sexo, el 86.6% de la población encuestada son mujeres, de las cuales el 66.6 % están casadas, Babarro, et- al ,2004 reporta en su estudio un perfil del cuidador del paciente neurodegenerativo correspondiente con mujeres casadas en un 82.5% resultados similares informan Valle et-al 2014 quienes encontraron que el 93,3% eran hijas de los pacientes y que el 40% de esta grupo tenía estudios primarios, así mismo Cerquera & Galvis 2014, encontraron que el 81% de los cuidadores eran mujeres, con edades entre los 41 a 69 años, quienes además estaban casadas, eran hijas del paciente y amas de casa.

Este trabajo de cuidado de la salud que se realiza en los hogares se caracteriza por ser invisible y no remunerado, y porque tiene repercusiones laborales, económicas, sociales y de salud sobre la vida de quienes lo realizan y sobre el cuidado que prodigan, considerándose invisible a los ojos del otro debido a que se desarrolla en el ámbito de relaciones privadas, mediado por relaciones afectivas y de parentesco, que por no tener precio en el mercado laboral no se registra en los presupuestos nacionales y menos aun en los sistemas de salud. Evans Whitehead, Diderichsen &, Bhuiya (2001).

En cuanto al tiempo de cuidado el 23.3 % de los cuidadores familiares de persona enferma de alzhéimer llevan 5 años o más cuidando de su ser querido, resultado similar a lo descrito por Arakaki 2016 quien indica que el 25% de los cuidadores llevan cuatro años o más al servicio de su familiar; la zona de residencia de los participantes del presente estudio fue urbana con un 80%, lo que coincide con lo manifestado en el reporte presentado por Rivera en la cual el lugar geográfico que predomina es la zona urbana con una distribución del 75.9% mientras los participantes cuidadores de la zona rural fueron tan solo 24.1%.

El 56.6% de los cuidadores familiares de la persona enferma de alzhéimer se encontraban desempleados al momento de la ejecución del estudio, sin embargo el 70% aseguró percibir ingresos económicos que oscilaban entre los $100.000 a $500.000, al igual que en el presente estudio Valle et- al 2014, establece que solo el 27% de las personas estudiadas trabajan como profesionales y Cerquera & Galvis informaron que un 20.8% de su población tenia ingresos inferiores a un salario mínimo.

Los recursos económicos insuficientes conllevan aumentar los niveles de estrés y ansiedad en los cuidadores familiares del paciente con alzhéimer, dado que no poseen el recurso que permita solventar las diversas necesidades físicas que puedan llegar a tener los pacientes con alzhéimer.

Al referirse a Burnout el 63.3% de población encuestada padece del síndrome, dato similar al reportado por Valle et-al 2014, en el que el 58% de la población estudiada padece sobrecarga y difieren de lo acotado por Macluf & Beltrán (2009) quienes indicaron que el 81% de los encuestados padecían un bajo grado del síndrome del quemado. El hecho de cuidar a un individuo enfermo, con necesidades básicas interferidas, que posee el deterioro de algunas funciones vitales e intelectuales y la no remuneración económica por el acto de cuidar va a generar mayores niveles de sobrecarga, dado que el Burnout es un estado de agotamiento físico, emocional y mental consecuencia del trabajo cotidiano desarrollado por profesionales dedicados a las denominadas profesiones de servicios (Lezano, 2003).

Al analizar la subescala de agotamiento emocional se aprecia que el 76.6 % de los cuidadores familiares del paciente con Alzhéimer se encuentran agotados emocionalmente, aspecto que es coincidente con lo informado por Valle et- al, quienes registraron un agotamiento emocional de 67% en la población estudiada, mientras que Martínez, Gonzales & Torres obtuvieron un nivel de afectación del 92% en esta subescala. El agotamiento emocional es el elemento central del síndrome y se caracteriza por la sensación creciente de cansancio en el trabajo, "de no poder dar más de uno mismo" como respuesta de protección a este sentimiento el sujeto se aísla del grupo creando una actitud impersonal, de deshumanización al relacionarse con las personas y compañeros del equipo, procura distanciamiento, acoge una actitud de cinismo y usando etiquetas despectivas o bien culpando a los demás de sus frustraciones, además, reduce su compromiso laboral, todo esto con el fin de alivianar sus tensiones y adaptarse a la situación por medio de estos mecanismos neuróticos.

El 66.6% de los cuidadores familiares del paciente con Alzheimer presentaron respondieron positivamente a los indicadores de la subescala despersonalización, contrario a esto Vásquez, Maruy, & Vern 2014 encontraron que el 11,12% de la población presentó un nivel alto de despersonalización, de igual forma Sánchez & Sierra (2014) afirman que el 47% de las mujeres presentan puntuaciones altas en esta subescala. La despersonalización en el cuidador primario del paciente con alzhéimer conlleva a que no haya una implicación personal positiva en el proceso de cuidado, generando sentimientos de impotencia, indefensión y desesperanza personal, lo que puede llegar a generar maltrato voluntario o no, hacia el receptor de cuidados.

Al referirnos a la realización personal 63.3% de los encuestados manifiestan tener problemas en esta subescala, sin embargo en la investigación de Méndez, Secanilla, Martínez & Navarro (2011) se observa que la población observada tiene una alta realización personal destacando este indicador en la totalidad de los hombres del estudio. Esta subescala se caracteriza por la pérdida de ideales, alejamiento de actividades familiares, sociales y recreativas que pueden conllevar al cuidador familiar del paciente con alzhéimer al aumento de los niveles de estrés, ansiedad y por ende al padecimiento del síndrome de burnout.

La indagación realizada demostró que los cuidadores familiares de las personas con enfermedad de alzhéimer presentaron incertidumbre, evidenciando que el 86.6% registro un nivel alto y resto de los cuidadores obtuvieron un nivel regular de incertidumbre en la escala, resultados similares reportan Johnson & Hurtado (2017) el 54,8% de adultos mayores presenta un alto nivel de incertidumbre, mientras que un 42,9% presenta un nivel de incertidumbre regular, esto difiere de lo acotado por Gómez, Castillo & Alvis (2015), quienes demostraron que 76.1% de sus participantes no presentaban incertidumbre frente a la enfermedad. El fenómeno de la incertidumbre se relaciona en gran medida con la incapacidad de identificar si hubo una mejoría, predecir o explicar la causa de la incomodidad física, predecir un cambio en los síntomas, la inestabilidad de las personas afectadas, la enfermera y demás miembros del equipo de salud, centran su atención en el cuidado que debe brindar, dejando a un segundo plano la familia; originándoles una percepción de amenaza y experimentando una gran incertidumbre Montalvo et- al 2016.

10 CONCLUSIONES

Luego de la ejecución del estudio se puede concluir los cuidadores familiares del personas con enfermedad de alzhéimer presentan sindrome de burnout evidenciado por la presencia de agotamiento emocional, despersonalización, en la labor de cuidar y en menor medida una baja percepción de realización personal lo que se traduce en una alta incertidumbre frente a la condición de enfermedad de sus familiares.

En lo referente a la caracterización demográfica de la población en estudio se puede afirmar que el perfil del cuidador primario del paciente con Alzheimer ha de ser el de mujeres, casadas, con un rango etario de 48 a 59 años, con niveles de escolaridad de básica primaria, pertenecientes al régimen subsidiado, desempleadas, y con ingresos económicos de menos de un salario minino,

El síndrome de burnout en cuidadores no formales de enfermos de alzhéimer es una realidad presente en nuestra sociedad, dada la falta de apoyo social, el desempleo, bajo niveles de escolaridad, la no remuneración económica, y el cuidado de las 24 horas del día al servicio del paciente, que contribuyen al agotamiento emocional, despersonalización y los problemas de realización personal, se hace necesaria la implementación de programas de promoción y prevención de este síndrome, puesto que existe una clara evidencia que no hay quien cuide al cuidador, programas que contribuirían al mejoramiento de las salud biopsicosocial de este y por ende el bienestar y calidad de vida de la persona cuidada, generando así sociedades más productivas, sanas y felices.

En lo concerniente a la incertidumbre frente a la enfermedad en cada dimensión del marco de estímulos, capacidades cognitivas y fuente de estructura se hace necesaria la implementación de planes de cuidados que contribuyan a la disminución del nivel de incertidumbre frente a la enfermedad al momento del diagnóstico de la misma, así como el acompañamiento a través del tratamiento del alzhéimer mediante la resolución de las dudas que surjan y los cambios paulatinos que esta patología traerá, en el estilo de vida y rol del cuidador, tal como lo afirma Merle Mishel en su teoría incertidumbre frente a la enfermedad.

El profesional de enfermería debe convertirse en una figura representativa para la persona atendida, es decir, no sólo ser una gestora de indicaciones, de la administración de fármacos o de aspectos administrativos, sino ser alguien capaz de establecer una relación terapéutica desde el comienzo de la enfermedad, convirtiéndose en intérprete y defensora de derechos, Millán (2011).

La teoría de Mishel se transforma en una herramienta que brinda sustento teórico al profesional enfermera/o para desarrollar sus intervenciones, transformándose a su vez en una guía en el quehacer cotidiano, para desempeñar con conocimiento y humanismo el cuidado del adulto mayor con alzhéimer, Duran (2007). El cuidado se debe ofrecer de manera integral, fundamentado en conceptos teóricos que orienten la valoración, planificación, ejecución y evaluación de los mismos, González (2006). Esta teoría aporta notablemente a visibilizar la necesaria existencia de una relación enfermera-persona y enfermera-contexto, para comprender, analizar y reflexionar acerca de la implementación de nuevas intervenciones de cuidado en enfermería Ulpee (2008).

11 RECOMENDACIONES

Elaborar e implementar planes de cuidados informativos en los organismos sociales del sector salud que brinden información al cuidador del paciente con alzhéimer, acerca de la enfermedad indicando que es, tratamiento, cambios en el estilo de vida, y demás datos que contribuyan a la disminución de la incertidumbre frente a la enfermedad.

Al programa de enfermería para que fomente el diseño e implementación de programas para la formación de cuidadores familiares de personas con la enfermedad de Alzheimer, que sirva como estrategia de promoción de la salud para reducir la probable cronicidad y la comorbilidad en la diada cuidador familiar persona con enfermedad crónica.

.

12. REFERENCIAS BIBLIOGRAFICAS

10/66 Dementia Research Group. Care arrangements for people with dementia in developing countries. Int J Geriatr Psychiatry 2004 February;19(2):170-7.

Alarcón Terroso, et-al (2015) guía de práctica clínica de los trastornos depresivos recuperado de https://consaludmental.org/publicaciones/GPCtrastornosdepresivos.pdf

Álvarez C., D. Ma, Cantu G., V. A., Gayol C., L. Ma., Leal G., K., G y Sandoval S., K. I., (2005) El Síndrome de Burnout y el Profesional de la Educación, Disponible en línea:http://www. monografias.com/trabajos24/sindrome-burnout/sindromeburnout. Shtml.

Anónimo (2016) *alzhéimer* recuperado pde https://www.google.com.co/search?q=alzheimer&oq=al&aqs=chrome.4.69i57j69i60j69i61j69i60j69i59.4806j0j4&sourceid=chrome&ie=UTF-8

Anónimo, Definición, factores de riesgo y diagnóstico recuperado de http://www.guiasalud.es/egpc/depresion/resumida/documentos/apartado02/definicion_y_diagnostico.pdf.

Anónimo, La entrevista cualitativa recuperada de https://pochicasta.files.wordpress.com/2008/11/entrevista.pdf

Aparicio, M., Sánchez, M., Díaz, J., Cuellar, I., Castellanos, B., Fernández, M. y de Tena, A. (2008). La salud física y psicológica de las personas cuidadoras: comparación entre cuidadores formales e informales. Madrid: Imserso

Arakaki, D. I, (2016) Incidencia del Síndrome de Burnout en los cuidadores de adulto mayor en la Clínica Bamboo. Disponible en línea http://cybertesis.unmsm.edu.pe/bitstream/handle/cybertesis/6022/Arakaki_ed.pdf;jsessionid=3D4BEB5D2289E6FE3A80FC7651444C9A?sequence=1

Arreguin L, Morales M, Bonilla M, Soriano M, Tlalpan R, Pérez V. Incertidumbre y calidad de vida en mujeres y hombres afectados por cáncer. Enfermería. 2012 Diciembre; 1(2): p. 77-83.

Babarro, A. A., Barral, A. G., Ponce, A. D., Ruiz, R. C., & Pastor, M. R. (2004). Perfil y sobrecarga de los cuidadores de pacientes con demencia incluidos en el programa ALOIS. *Atención primaria*, *33*(2), 61-67.

Babyak, H; Ballar, T; Brummett, D; Gwyther, Siegler, Vitaliano y Williams (2010). Perception of social support, Negative affect and quality of steep in caregivers and Noncarigivers Journal of Geriatry Issues 4 (5) 56-67. Babyak, H. y Brummet, D. (2010). Brain derived Neurotropic Factor (BDNF). Journal of Psychiatry Research 47 (2) 233-239.

Bailey DE, Mishel MH, Belyea M, Stewart JL, Mohler J. Uncertainty intervention for watchful waiting in prostate cancer. Cancer Nursing 2004; 27(5): 339-346.

Bailey DE, Stewart J. Uncertainty in illness. En: Tomey AM, Alligood MR (Eds.) Nursing Theorists and their Work (7th Ed). St. Louis Mosby 2011 Barcelona: 599-617.

Bailey DE, Stewart J. Uncertainty in illness. En: Tomey AM, Alligood MR (Eds.) Nursing Theorists and their Work (7th Ed). St. Louis Mosby 2011 Barcelona: 599-617.

Biegel, D.E., Sales, E. y Schulz, R. (1991). Family caregiving in chronic illness. Newbury Park: Sage.

Biegel, D.E., Song,L. y Chakravarthy, V. (1994). Predictors of caregiver burden among support group members of persons with chronic mental illness. En E. *Kahana, D.E. Biegel y M.L. Wykle (Eds.), Family caregiving across the lifespan. Thousand Oaks,* CA: Sage.

Boada, M. y Tárraga, L. (2000). La enfermedad de Alzheimer y otras demencias y su tratamiento integral. En Fernández-Ballesteros, R. (Dir.) Gerontología Social. Madrid: Pirámide.

Borrell C, García-Calvente MM, Marti-Bosca J V. La salud pública desde la perspectiva de género y clase social. Gac Sanit. 2004; 18 (supl 1):2-6.

Campo-Arias A, Oviedo H. Propiedades psicométricas de una escala: la Consistencia Interna. Rev. Salud publica 2008; 10 (5): 831-839

Cerquera Córdoba, A. M., & Galvis Aparicio, M. J. (2014). Efectos de cuidar personas con Alzheimer: un estudio sobre cuidadores formales e informales. Pensamiento psicológico, 12(1), 149-167.

Cerquera Córdoba, A. M., & Pabón Poches, D. K. (2014). Intervención en cuidadores informales de pacientes con demencia en Colombia: una revisión. *Psychologia. Avances de la disciplina*, *8*(2).

Cerquera Cordoba, A. M., Pabón Poches, D. K., & Uribe Báez, D. M. (2012). Nivel de depresión experimentada por una muestra de cuidadores informales de pacientes con demencia tipo Alzheimer. *Psicología desde el Caribe*, *29*(2).

Colmenero, C. J. T., Peláez, E. M. P., & Martínez, J. A. M. (2002*). Comparación entre distintas clasificaciones de las estrategias de afrontamiento en cuidadores de enfermos de Alzheimer.* Psicothema, 14(3), 558-563.

Coryell, W. (2016).*Trastornos depresivos* recuperado de http://www.merckmanuals.com/es-us/professional/trastornospsiqui%C3%A1tricos/trastornos-del-estado-de-%C3%A1nimo/trastornos-depresivos

Cruz Rivas Herrera, J., Meléndez, O., & Ma, R. (2011). Cuidador:¿ concepto operativo o preludio teórico?. *Enfermería universitaria*, *8*(1), 49-54.

De los Ríos, M. B. B., Uriarte, S. A. U., & Delgado, R. D. P. M. (2018). Nivel de incertidumbre del familiar frente a la enfermedad, Unidad de Shock trauma-Hospital Nacional Almanzor Aguinaga Asenjo 2014. *Acc Cietna: Para el Cuidado de la Salud*, *5*(1).

Definición abc. Definición Incertidumbre. [Online]. [cited 2014 febrero 06. Available from: http://www.definicionabc.com/general/incertidumbre.php.

Durán M. Teoría de enfermería ¿un camino de herradura? Aquichán. 2007; 7(2): 161-73.

Elphee E. Understanding the concept of uncertainty in patient with indolent lymphoma. Oncol Nurs Forum. 2008; 35(3): 449-454

Evans T, Whitehead M, Diderichsen F, Bhulya A, Wirth M. Introducción. En: Desafío a la falta de equidad en la salud. De la ética a la acción. Publicación Científica y Técnica. 2001; (585): 3-11.

Fernandez, P (2001), *Tipos de estudios clínico epidemiológicos* Recuperado de http://www.fisterra.com/mbe/investiga/6tipos_estudios/6tipos_estudios.asp

Frankl, V. E. (1963). El hombre en busca de sentido. Editorial New York. N.Y: E.U

Gomez I, Castillo I, Alvis L. Incertidumbre en adultos diabéticos tipo 2 a partir de la teoría de Merle Mishel. Aquichán. 2015 Junio; 15(2): p. 210-218.

Gómez-Palencia, I. P., Castillo-Ávila, I. Y., & Alvis-Estrada, L. R. (2015). Incertidumbre en adultos diabéticos tipo 2 a partir de la teoría de Merle Mishel. *Aquichan*, *15*(2), 210-218.

González D. Teorías de enfermería para el abordaje del cuidado de personas en situación de enfermedad crónica. Revista ciencia y cuidado. 2006; 3(3): 69-82

Grajales, T. (2000). Tipos de investigación. On line) (27/03/2.000). Revisado el, 14.

Gross, M. (2010). Conozca 3 tipos de investigación: Descriptiva, Exploratoria y Explicativa. *Obtenido de Pensamiento Imaginagtivo: http://manuelgross. bligoo. com.*

Hurtado, A. M. A., & Quintana, A. S. R. (2016). Relación entre la calidad de vida en salud y la carga física en cuidadores de personas con enfermedad de Alzheimer. *Revista Colombiana de Salud Ocupacional*, *6*(1), 18-23.

Johnson Castro, M. I., & Hurtado Arenas, P. (2017). La Incertidumbre Frente A La Enfermedad En Adultos Mayores Con Diagnóstico De Cáncer. *Ciencia Y Enfermería*, *23*(1), 57-65.

Lezano S.E, Díaz J. Síndrome de Burnout. Una epidemia de este siglo. Trabajo Final Psicología 11. C. de la Habana. 2003.

Llach, X. B., Suriñachb, N. L., & Gamisansb, M. R. (2004). Calidad de vida, tiempo de dedicación y carga percibida por el cuidador principal informal del enfermo de Alzheimer. *Atención primaria*, *34*(4), 170-177.

Londoño, L., Ramírez, L.A., Londoño, C., Fernández, S. Y Velez, E. (2009). Diario de campo y cuaderno clínico: herramientas de reflexión y construcción del quehacer del psicólogo en formación. Revista Electrónica de Psicología Social Poiésis, 17. Recuperado de www.funlam.edu.co/poiesis.

López F. M., Rodríguez N., A., Fernández S., M, Marcos A., S, Martinón T., F., Martinón S., J. Ma., (2005) Síndrome de desgaste profesional en el personal asistencial pediátrico, Anales de Pediatría, 62 (3) 248 – 251, Disponible en línea: http://db.doyma.es/cgi-bin/wdbcgi.exe/doyma/mrevista. fulltext?pident=13071839.

López Gil, M., Orueta Sánchez, R., Gómez-Caro, S., Sánchez Oropesa, A., Carmona de la Morena, J., & Alonso Moreno, F. J. (2009). *El rol de cuidador de personas dependientes y sus repercusiones sobre su calidad de vida y su salud*. Revista Clínica de Medicina de Familia, 2(7), 332-339.

Mannion, E. (2010). Alzheimer disease: the Psychologycal and Physical effects of the Caregivers's role. Journal of Nursering Older People 20 (4) 33-38.

Mansilla F. (2016) *El síndrome de burnout o síndrome de quemarse por el trabajo* recuperado de http://www.psicologia-online.com/ebooks/riesgos/capitulo4_1.shtml

Martínez López C, López Solache G. Características del síndrome de burnout en un grupo de enfermeras mexicanas. Arch Medicina Familiar 2005;7(1):6-9.

Martínez, J. P., Méndez, I., Secanilla, E., & González, E. (2012). Evolución de los niveles de burnout en un estudio comparativo en cuidadores profesionales tras una situación de estrés postraumático. *EJIHPE: European Journal of Investigation in Health, Psychology and Education*, *2*(1), 29-39.

Maslach C, Jackson SE. The measurement of experienced Burnout. J Occupational Behavior 1981; 2: 99-113.

Méndez, I., Secanilla, E., Martínez, J. P., & Navarro, J. (2011). Estudio comparativo de burnout en cuidadores profesionales de personas mayores institucionalizadas con demencias y otras enfermedades. *EJIHPE:*

European Journal of Investigation in Health, Psychology and Education, *1*(2), 61-70.

Mendoza, R (2006), I*nvestigación cualitativa y cuantitativa - Diferencias y limitaciones* Recuperado de http://www.monografias.com/trabajos38/investigacion-cualitativa/investigacion-cualitativa2.shtml#ixzz4qtF1leLi

Millán JC. Gerontología y geriatría. Valoración e intervención. Madrid: Editorial médica panamericana; 2011. 708 p

Mishel MH, Clayton MF. Uncertainty in Illness Theory. En: Smith, M.J. and Liehr, P. Middle Range Theory for Nursing. Spring Publications. New York 2003 p: 25-56

Mishel MH. The measurement of uncertainty in illness. Nursing Research 1981; 30 (5): 258-263.

Mishel MH. The theory of uncertainty in illness. IMAGE 1988;20(4): 225-232.

Mishel, MH. Uncertainty in chronic illness. In Fitzpatrick JJ, Wallace M. Encyclopedia of nursing research. 2ªed New York: Springer publisisg company; 2006. p. 605-607

Montalvo Prieto, A. A., Fajardo Rocha, H., Angulo Yepes, T. B., Flórez Navas, D. E., Caffroni Monterroza, R. A., & Fajardo Torres, Y. M. (2016). Condiciones sociodemográficas y nivel de incertidumbre en mujeres ante el diagnóstico de cáncer de mama. *Revista Hacia la Promoción de la Salud*, *21*(2).

Montgomery, R. J. 2010). Dementia and Social Work: Research Intervention. Springer Edition. New York. E.U.

NU. CEPAL.CELADE Fondo de Población de las Naciones Unidas (2001) Características sociodemográficas y socioeconómicas de las personas de edad en América Latina.CEPAL.83p recuperado de http://www.cepal.org/es/publicaciones/7154-caracteristicas-sociodemograficas-socioeconomicas-personas-edad-america-latina

Olivencia, S. (2011). El cuidador familiar y su valoración. Revista de Gerontología 2 (6) 12-19. Olivencia, O. y Osmar, R. (2010). Relación entre la carga del cuidador y la depresión en los cuidadores en etapa terminal. Tesis doctoral. Universidad de Puerto Rico. Recinto de Ciencias Médicas. Rio Piedras. Puerto Rico

Otero-Lopez J, Santiago M, Castro C, Pardiñas MdC, Mirón L, Ponte D. Estrés Laboral y Burnout en profesores. España2015. 608 p.

Peón Sánchez, M. J. (2004). *Atención de enfermería hacia el cuidador principal del paciente con enfermedad de Alzheimer: prevención y cuidados en el" síndrome del cuidador"*. Enfermería científica, (264-265), 16-22.

Pórez Pcrdomo, M., & Llibre Rodríguez, J. D. J. (2010). Características sociodemográficas y nivel de sobrecarga de cuidadores de ancianos con Enfermedad de Alzheimer. *Revista Cubana de Enfermería*, *26*(3), 110-122.

Pérez, C., Parra P., Fasce, E., Ortiz, L., Bastías, N., & Bustamante C. (2012). Estructura Factorial y Confiabilidad del Inventario de Burnout de Maslach en Universitarios Chilenos. Revista Argentina de Clínica Psicológica, 21(3), 255-263

Pita Fernández, S., & Pértegas Díaz, S. (2002). Investigación cuantitativa y cualitativa. *Cad Aten Primaria*, *9*, 76-8.

Portero, A. I. P. (1998). *Burnout en cuidadores principales de pacientes con Alzheimer: el síndrome del asistente desasistido*. Anales de psicología, 14(1), 83.

Pruchno, R.A. y Resch, N. L. (1989). Psychological impact of caregiving in the moderator, or main effect ?. Psychology and Aging, 4(4), 454-463

Rivera Moret, M. (2013). Variables de riesgo asociadas al burnout entre cuidadores familiares de enfermos de Alzheimer en el oste de Puerto Rico.

Robles-García, M., Dierssen-Sotos, T., Martínez-Ochoa, E., Herrera-Carral, P., Díaz-Mendi, A. R., & Llorca-Díaz, J. (2005). Variables relacionadas con la satisfacción laboral: un estudio transversal a partir del modelo EFQM. Gaceta sanitaria, 19(2), 127-134.

Roig, M. V., Abengózar, M. C., & Serra, E. (1998). *La sobrecarga en los cuidadores principales de enfermos de Alzheimer*. Anales de psicología, 14(2), 215-227.

Schneider J, Murray J, Banerjee S, Mann A. EUROCARE: a cross-national study of co-resident spouse carers for people with Alzheimer's disease: I--Factors associated with carer burden. International Journal of Geriatric Psychiatry 1999;14(8):651-61.

Seligman, M. (2010). La auténtica felicidad. Segunda Conferencia Regional Intergubernamental Sobre envejecimiento en América Latina y el Caribe. Ediciones. Vergara. Barcelona. España.

Spielberger, F. (1994) Intervention for Caregiving for Patient with Alzheimer. Journal of Aging Human Development 43 (1) 35-92. Vega, R. (2012). Estudio de Alzheimer para la Familia. Fundación Pascal Maragall. España.

Struening, E.L., Stueve, A., Vine, P., Kreisman, D.E., Link, B.G. y Herman, D.B. (1995). Factors associated with grief and depressive symptoms in caregivers of people with serius mental illness. Research in Community and Mental Health, 8, 91-124

Taylor, S.J. y Bogdan, R. (1987). Introducción a los métodos cualitativos de investigación. Barcelona: Paidós.

Torres A. A, Sanhueza A. O. Modelo estructural de enfermería de calidad de vida e incertidumbre frente a la enfermedad. cienc enferm. 2006; 12(1): 9-17

Torres-Ortega, C. M. (2013). Adaptación transcultural de la escala de incertidumbre de M. Mishel, en personas con insuficiencia renal crónica en tratamiento con hemodiálisis.

Turró-Garriga, O., Soler-Cors, O., Garre-Olmo, J., López-Pousa, S., Vilalta-Franch, J., & Monserrat-Vila, S. (2015). *Distribución factorial de la carga en cuidadores de pacientes con enfermedad de Alzheimer.*

Valenzuela Arturo Hildebrando, (2010) Síndrome de Burnout de identificación de los Factores de riesgo asociados en los trabajadores asistenciales de los establecimientos de salud de la Red de Salud Barranco Chorrillos Surco, Universidad Ricardo Palma, Lima – Perú.

Valenzuela, MJ, Matthews, FE, Brayne, C., Ince, P., Halliday, G., Kril, JJ, ... & Study, A. (2012). Vías biológicas múltiples vinculan el estilo de vida cognitivo a la protección contra la demencia. *Psiquiatría biológica* , *71* (9), 783-791.

Valle-Alonso, D., Hernández-López, I. E., Zúñiga-Vargas, M. L., & Martínez-Aguilera, P. (2015). Sobrecarga y Burnout en cuidadores informales del adulto mayor. *Enfermería universitaria*, *12*(1), 19-27.

Vargas-Escobar, L. M. (2012). Aporte de enfermería a la calidad de vida del cuidador familiar del paciente con Alzheimer. *Aquichan*, *12*(1).

Vásquez-Manrique, J. F., Maruy-Saito, A., & Verne-Martin, E. (2014). Frecuencia del síndrome de burnout y niveles de sus dimensiones en el personal de salud del servicio de emergencia de pediatría del Hospital Nacional Cayetano Heredia en el año 2014: Lima, Perú. *Revista de Neuro-Psiquiatría*, *77*(3), 168-174.

Villanueva JD. El aprendizaje en los adultos. Medicina de familia. 2001; 2(2):165-171

Waldow, V. (2009). Cuidado Humano: Regaste Necesario. Ediciones Sagra Luzzatto. Brasil.

Weismann, D. (1977). Alzheimer Mutation Harming Immune Response. Rescatado de http://drdon-weissman.blogspot.com/2012/11/alzheimers-tied-to-mutation-harming.html

Zarit, Reever, Back y Peterson, (2011). Hidden victims of Alzheimer Disease Families. Under Stress. NYU Press. New York. E.U.

Zarit, S. H. (2011). Relatives of the impaired elderly: Correlates of feelings of burden. Journal of Gerontologist 20 (6) 54-69.

13. ANEXOS

ANEXO 1: CONSENTIMIENTO INFORMADO

Yo ________________________________identificado (a) con cedula de ciudadanía numero _______________________ Expedida en ____________________ Certifico que he sido informado(a) con claridad respecto al ejercicio académico que el estudiante _________________________ Me ha invitado con fines investigativos, actuó de forma consecuente, autónomo(a), voluntario(a), como participante activo para la realización del trabajo de investigación titulado síndrome de burnout e incertidumbre frente a la enfermedad en el cuidador primario del paciente con alzhéimer en el Hospital Rosario Pumarejo de López en 2018-I el cual tiene como objetivo establecer el síndrome de burnout e incertidumbre frente a la enfermedad en el cuidador primario del paciente con alzhéimer, ejecutado por los estudiantes de enfermería Ayala Charris Selenys Barrios Peluffo María Cristina bajo la dirección de la Mg. Angélica Romero Daza docente de enfermería de la Universidad Popular Del Cesar.

Este cuestionario consta de una serie de preguntas de selección múltiples, dividido en tres partes, la primera hace referencia a los datos sociodemográficos, la segunda a la probabilidad de padecer el síndrome de burnout y por último la escala Mishel de incertidumbre en la enfermedad, forma para el adulto, la información manifestada en este documento será de total confidencialidad. Por lo cual acepto que fui seleccionado(a), para participar en este estudio, sin recibir a cambio ninguna remuneración económica, soy conocedor(a) de la autonomía suficiente que poseo para retirarme u oponerme al ejercicio académico, además de esto que mi nombre no será publicado durante este proceso, reconozco que la información brindada será fundamental para la realización de este proyecto.

_________________________ _________________________

Firma participante Firma de los investigadores

UNIVERSIDAD POPULAR DEL CESAR
FACULTAD CIENCIAS DE LA SALUD
PROGRAMA DE ENFERMERIA

SINDROME DE BURNOUT E INCERTIDUMBRE FRENTE A LA ENFERMEDAD EN EL CUIDADOR PRIMARIO DEL PACIENTE CON ALZHEIMER EN EL HOSPITAL ROSARIO PUMAREJO DE LOPEZ EN 2018-I

ANEXO 2 Cuestionario de identificación del síndrome del quemado e incertidumbre frente a la enfermedad, en cuidadores familiares de enfermos de alzhéimer.

OBJETIVO Determinar la presencia del síndrome de burnout y la incertidumbre frente a la enfermedad en el cuidador primario del paciente con alzhéimer

INSTRUCCIONES: A continuación, usted encontrara una serie de pregunta de respuesta múltiple, por favor marque con una x la respuesta que considere en cada uno de los ítems.

Parte I. Datos Sociodemográficos del cuidador/a (familiar) del EA.

1. Género del cuidador
a. Femenino ( ) b. Masculino ( )

2. Marque en la columna de la izquierda el intervalo donde se encuentre su edad (como cuidador) y en la columna de la derecha marque el intervalo donde se encuentre la edad de los enfermos de Alzheimer que recibe sus cuidados.

a. 26 a 35 años ( ) a. 50 a 59 años ( )

b. 36 a 45 años ( ) b. 60 a 80 años ( )
c. 46 a 59 años ( ) c. 81 a 90 años ( )
d. 60 años o más ( ) d. 91 años o más ( )

3. Estado Civil

a. Casada (O) ( )
b. Divorciado ( )
c. Separado ( )
d. Viudo ( )

4. Seguridad social:

a. Contributivo ( ) b. subsidiado ( ) c. Vinculado ( )

5. Nivel de escolaridad o preparación académica completada

a. No tengo ningún grado de escolaridad ( )
b. Primaria (Primero a Quinto Grado) ( )
c. Bachillerato (Sexto a undécimo Grado) ( )
d. Universitario ( )
e. Curso Técnico o Vocacional ( )
f. Postgrado ( )

6. Relación de parentesco con el enfermo al que presta cuidados

a) Esposo ( ) b) Hijo ( ) c. Nieto ( ) d. Otros ( )

7. ¿Cuánto tiempo lleva cuidando al paciente con la enfermedad de Alzheimer?

a. Menos de un año ( ) d.1 año ( )
b. 2 años ( ) e.3 años ( )
c. 4 años ( ) f. Más de 5 años ( )

8. ¿En qué zona reside?

a. Urbana ( ) b. Rural ( )

9. Ingreso Económico Mensual actual

a. $100.000 a $500.000 ( ) b. $501.00 a $1.000.000 ( )
c. $1.001.000 a $1.500.00 ( ) d. $1.501.000 a $2.000.000 ( )
e. $2.001.000 a $2.500.000 ( ) f. $2.501.000 a 3.000.000 ( )
g. $3,001.000 a $ 3,500.000 ( ) h. $3,501.000 o más ( )

10. Situación laboral:

a. Desempleado ( ) b. Empleado ( ) c. Independiente ( )

Parte II. Cuestionario de burnout

Señale el número que crea oportuno sobre la frecuencia con que siente los enunciados:

0= NUNCA.

1= POCAS VECES AL AÑO.

2= UNA VEZ AL MES O MENOS.

3= UNAS POCAS VECES AL MES.

4= UNA VEZ A LA SEMANA.

5= UNAS POCAS VECES A LA SEMANA.

6= TODOS LOS DÍAS.

1 Me siento emocionalmente agotado/a por mi labor de cuidador.	
2 Me siento cansado al final de la jornada de cuidado.	
3 Cuando me levanto por la mañana y me enfrento a otra jornada de cuidados con el paciente con alzhéimer me siento fatigado.	
4 Tengo facilidad para comprender como se sienten mi familiar.	
5 Creo que estoy tratando a mi familiar como si fuera un objeto impersonal.	
6 Siento que cuidar todo el día al EA supone un gran esfuerzo y me cansa.	
7 Creo que trato con mucha eficacia los problemas de familiar.	
8 Siento que mi labor me está desgastando. Me siento quemado por mi trabajo.	

9 Creo que con mi cuidado estoy influyendo positivamente en la vida de mi ser querido.	
10 Me he vuelto más insensible con la gente desde que cuido al EA.	
11 Pienso que este trabajo me está endureciendo emocionalmente.	
12 Me siento con mucha energía en mi trabajo.	
13 Me siento frustrado/a en la labor de cuidar al EA.	
14 Creo que trabajo demasiado.	
15 No me preocupa realmente lo que les ocurra a mi familiar.	
16 Cuidar directamente al paciente con alzhéimer me produce estrés.	
17 Siento que puedo crear con facilidad un clima agradable con mi familiar.	
18 Me siento motivado después de cuidar al EA.	
19 Creo que consigo muchas cosas valiosas en esta labor.	
20 Me siento acabado en mi trabajo, al límite de mis posibilidades.	
21 En mi labor trato los problemas emocionalmente con mucha calma.	
22 Creo que mi familiar me culpa de algunos de sus problemas.	

Parte III. ESCALA MISHEL DE INCERTIDUMBRE EN LA ENFERMEDAD. FORMA PARA EL ADULTO

Cada pregunta tiene cinco posibles respuestas

Muy de acuerdo	MA = 5
De Acuerdo	A = 4
Muy indiferente o Intermedia (Indica una opinión noutral)	I = 3
En desacuerdo	D = 2
Muy en Desacuerdo	MD = 1

Preguntas	Indicadores				
1. ¿usted no conoce cuál es la enfermedad que padece su ser querido?	MA	A	I	D	MD
2. ¿Tiene usted muchas dudas sin respuestas?	MA	A	I	D	MD
3. Usted no sabe si ha mejorado o empeorado la enfermedad	MA	A	I	D	MD
4. No tiene claro cuánto daño le hace la enfermedad a su ser querido	MA	A	I	D	MD
5. Las explicaciones que le dan parecen confusas	MA	A	I	D	MD
6. La finalidad de cada tratamiento le es claro	MA	A	I	D	MD
7. Cuando su familiar tiene dolor ¿sabe lo que significa para su condición de salud?	MA	A	I	D	MD
8. ¿Usted no sabe cuándo habrá cambio en el tratamiento?	MA	A	I	D	MD
9. ¿Los síntomas continúan cambiando impredeciblemente?	MA	A	I	D	MD
10. ¿Usted entiende todo lo que se le explica?	MA	A	I	D	MD
11. ¿Los médicos dicen cosas que podrían tener mucho significado?	MA	A	I	D	MD
12. ¿Usted puede predecir cuánto demorará la enfermedad?	MA	A	I	D	MD
13. ¿El tratamiento es complejo para entenderlo?	MA	A	I	D	MD
14. De acuerdo con el equipo de salud que le brinda la atención, ¿no es claro quién es responsable de su salud?	MA	A	I	D	MD
15. ¿Es difícil saber si los tratamientos le están ayudando al paciente con alzhéimer?	MA	A	I	D	MD
16. Debido a lo impredecible de la enfermedad ¿no puede planear su futuro?	MA	A	I	D	MD
17. El curso de la enfermedad se mantiene	MA	A	I	D	MD
18. Usted no sabe cómo se manejará al paciente con alzhéimer después que deje el hospital o la consulta medica	MA	A	I	D	MD
19. Le han estado entregando diferentes opiniones acerca de cuál es la enfermedad de alzhéimer	MA	A	I	D	MD
20. Usted no tiene claro lo que está sucediendo	MA	A	I	D	MD
21. Generalmente sabe si tendrá un buen o mal día	MA	A	I	D	MD
22. Es claro para usted cuando se va a sentir mejor su familiar	MA	A	I	D	MD
23. No le han dicho como tratar la enfermedad de alzhéimer	MA	A	I	D	MD
24. Es difícil determinar cuánto tiempo pasará antes de que pueda cuidarse por sí mismo su familiar.	MA	A	I	D	MD
25. Usted puede generalmente predecir el curso de la enfermedad	MA	A	I	D	MD
26. Le entregan demasiada información que no puede decir cuál es la más importante	MA	A	I	D	MD
27. Los médicos comparten la misma opinión acerca de cómo tratar la enfermedad de alzhéimer	MA	A	I	D	MD
28. No le han dado un solo diagnóstico	MA	A	I	D	MD
29. El malestar físico o emocional del paciente con alzhéimer es predecible, cuando está mejorando o empeorando	MA	A	I	D	MD

ANEXO 3 TABULACION DE RESULTADOS

Tabla 4. Caracterizar socio-demográficamente la población de estudio

Indicador	Operacionalización	Frecuencia	Porcentaje
Edad	Del Cuidador	8	26.6%
	26 A 35 Años		
	36 A 45 Años	6	20%
	46 A 59 Años	12	40%
	60 Años O Más	4	13.3%
	Del Paciente Con Alzhéimer		
	50 A 59 Años	10	33.3%
	60 A 80 Años	10	33.3%
	81 A 90 Años	8	26.6%
	91 Años O Más	2	6.6%
Sexo	Masculino	4	13.3%
	Femenino	26	86.6%
Estado Civil	Casado	20	66.6%
	Soltero	2	6.6%
	Separado	6	20%
	Unión Libre	2	6.6%
Seguridad Social	Contributivo	10	33.3%
	Subsidiado	17	56.6%
	Vinculado	3	10%

Nivel De Escolaridad	Ningún Grado De Escolaridad	2	6.6%
	Primaria (Primero A Quinto Grado)	12	40%
	Bachillerato (Sexto A Undécimo Grado)	7	23.3%
	Universitario	3	10%
	Curso Técnico O Vocacional	6	20%
	Postgrado	0	0%
Parentesco	Esposo	2	6.6 %
	Hijo	28	93.3%
	Nieto	0	0%
Tiempo De Cuidado Del Paciente	Menos De Un Año	6	20%
	1 Año	5	16.6%
	2 Años	5	16.6%
	3 Años	2	6.6%
	4 Años	5	16.6%
	5 Años O Mas	7	23.3 %
Zona De Residencia	Urbana	24	80%
	Rural	6	20%
Ingreso Económico Mensual Actual	$100.000 A $500.000	21	70%
	$501.00 A $1.000.000	4	13.33%
	$1.001.000 A $1.500.00	4	13.33%
	$1.501.000 A $2.000.000	0	0%
	$2.001.000 A $2.500.000	0	0%
	$2.501.000 A 3.000.000	0	0%
	$3,001.000 A $ 3,500.000	1	3.33%
	$3,501.000 O Más	0	0%
Situación Laboral	Desempleado	17	56.6%
	Empleado	5	16.6%
	Independiente	8	26.6%

Fuente: elaborada por los investigadores

Tabla 5 síndrome de burnout por niveles y subescala

SÍNDROME DE BURNOUT								
	Frecuencia (F)	Porcentaje (P)	Agotamiento Emocional		Despersonalización		Realización Personal	
			F	P	F	P	F	P
Alto	19	63.3 %	23	76.6%	20	66.6 %	19	63.3%
Medio	8	26.6%	3	10%	2	6.6 %	8	26.6%
Bajo	3	10%	4	13.3%	8	26.6 %	3	10%
TOTAL	30	99.9%	30	99.9%	30	99.9 %	30	99.9%

Fuente: elaborada por los investigadores

Tabla 6 Cuestionario de Maslach Burnout Inventory

Sube scala	Operacionalización	Nunca	Pocas Veces Al Año.	Una Vez Al Mes O Menos.	Unas Pocas Veces Al Mes.	Una Vez A La Semana.	Unas Pocas Veces A La Semana.	Todos Los Días.	Total
AGOTAMIENTO EMOCIONAL	Agotamiento emocional	3(10%)	1(3.3%)	1(3.3%)	1(3.3%)	10(33.3%)	5(16.6%)	9(30%)	30(99.9%)
	Cansancio al final de la jornada de cuidado	1(3.3%)	3(10%)	0	1(3.3%)	5(16.6%)	9(30%)	11(36.6 %)	30(99.9%)
	Fatiga al enfrentarse a otra jornada de cuidado	2(6.6%)	3(10%)	2(6.6%)	4(13.3%)	12(40%)	1(3.3%)	6(20%)	30(99.9%)
	Esfuerzo y cansancio de cuidar todo el día al enfermo con alzhéimer	2(6.6%)	3(10%)	0	3(10%)	8(26.6%)	3(10%)	11(36.6 %)	30(99.9%)
	Desgaste por la labor	4(13.3 %)	0	3(10%)	0	3(10%)	5(16.6%)	15(50%)	30(99.9%)
	Frustración en la labor de cuidar al paciente	5(16.6 %)	0	4(13.3%)	0	7(23.3%)	2(6.6%)	12(40%)	30(99.9%)
	Trabajo demasiado	3(10%)	3(10%)	1(3.3%)	7(23.3%)	1(3.3%)	3(10%)	12(40%)	30(99.9%)
	Cuidar a mi familiar me produce estrés	5(16.6 %)	0	2(6.6%)	2(6.6%)	4(13.3%)	9(30%)	8(26.6 %)	30(99.9%)
	Acabado por el trabajo	4(13.3 %)	0	7(23.3%)	3(10%)	3(10%)	0	13(43.3 %)	30(99.9%)
DESPERSONALIZACIO N	Trato al familiar como objeto impersonal	12(40%)	0	2(6.6%)	4(13.3%)	1(3.3%)	8(26.6%)	3(10%)	30(99.9%)
	Insensibilidad hacia las personas desde que cuida al enfermo con alzhéimer	7(23.3 %)	0	3(10%)	8(26.6%)	0	0	12(40%)	30(99.9%)
	Endurecimiento emocional	9(30%)	0	0	1(3.3%)	4(13.3%)	8(26.6%)	8(26.6 %)	30(99.9%)
	No me preocupa lo que le ocurra a mi familiar	14(46.6 %)	0	2(6.6%)	0	5(16.6%)	1(3.3%)	8(26.6 %)	30(99.9%)
	Mi familiar me culpa de algunos de sus problemas.	10(33.3 %)	0	9(30%)	4(13.3%)	3(10%)	3(10%)	1(3.3%)	30(99.9%)

REALIZACION PERSONAL	Facilidad para comprender lo que siente el enfermo de alzhéimer	4(13.3%)	4(13.3%)	1(3.3%)	8(26.6%)	0	2(6.6%)	11(36.6%)	30(99.9%)
	Trato con eficacia los problemas de mi familiar	1(3.3%)	1(3.3%)	1(3.3%)	6(20%)	6(20%)	0	15(50%)	30(99.9%)
	Influencia positiva en la vida del paciente	0	0	2(6.6%)	2(6.6%)	6(20%)	1(3.3%)	19(63.3%)	30(99.9%)
	Energía en el trabajo	9(30%)	2(6.6%)	1(3.3%)	0	5(16.6%)	4(13.3%)	9(30%)	30(99.9%)
	Creación de un clima agradable con el familiar	0	0	7(23.3%)	5(16.6%)	5(16.6%)	3(10%)	10(33.3%)	30(99.9%)
	Motivación después de cuidar al paciente	3(10%)	1(3.3%)	9(30%)	4(13.3%)	2(6.6%)	2(6.6%)	9(30%)	30(99.9%)
	Consecución de cosas valiosas con la labor de cuidar	2(6.6%)	1(3.3%)	1(3.3%)	6(20%)	4(13.3%)	1(3.3%)	15(50%)	30(99.9%)
	Trato de los problemas emocionalmente con mucha calma	4(13.3%)	1(3.3%)	4(13.3%)	10(33.3%)	4(13.3%)	2(6.6%)	5(16.6%)	30(99.9%)

Fuente: elaborada por los investigadores

Tabla 7 Nivel de incertidumbre

INCERTIDUMBRE FRENTE A LA ENFERMEDAD		
	Frecuencia (F)	Porcentaje (P)
Alto	26	86.6%
Regular	4	13.3%
Bajo	0	0
TOTAL	30	99.9%

Fuente: elaborada por los investigadores

Tabla 8: Escala de incertidumbre frente a la enfermedad Merle Mishel

Dimensiones	Operacionalización	Muy de acuerdo	De Acuerdo .	Muy indiferente o Intermedia	En desacuerdo	Muy en Desacuerdo.	Total
MARCO DE ESTIMULO	Conocimiento de la enfermedad	16(53.3%)	4(13.3%)	3(10%)	4(13.3%)	3(10%)	30(99.9%)
	Dudas sin respuestas	8(26.6%)	14(45.6%)	0	7(23.3%)	1(3.3%)	30(99.9%)
	Conocimiento si ha mejorado o emporado la enfermedad	7(23.3%)	10(33.3%)	0	9(30%)	4(13.3%)	30(99.9%)
	Claridad a cerca del daño que causa la enfermedad	5(16.6%)	10(33.3%)	3(10%)	7(23.3%)	5(16.6%)	30(99.9%)
	Sabe lo que significa el dolor de su familiar para su condición de salud	6(20%)	13(43.3%)	4(13.3%)	4(13.3%)	3(10%)	30(99.9%)
	Conocimiento acerca de cuándo habrá un cambio en el tratamiento	3(10%)	11(36.6%)	7(23.3%)	7(23.3%)	2(6.6%)	30(99.9%)
	Los síntomas cambia de forma impredecible	8(26.6%)	14(45.6%)	2(6.6%)	5(16.6%)	1(3.3%)	30(99.9%)
	Predicción de la duración de la enfermedad	3(10%)	6(20%)	6(20%)	8(26.6%)	7(23.3%)	30(99.9%)
	Los tratamientos le están ayudando a su familiar	9(30%)	10(33.3%)	4(13.3%)	6(20%)	1(3.3%)	30(99.9%)
	No puede planear su futuro	6(20%)	12(40%)	5(16.6%)	7(23.3%)	0	30(99.9%)
	El curso de la enfermedad se mantiene	15(50%)	8(26.6%)	7(23.3%)	0	0	30(99.9%)
	Sabe cómo manejar el paciente con alzhéimer luego del egreso del hospital o consulta medica	11(36.6%)	8(26.6%)	5(16.6%)	4(13.3%)	2(6.6%)	30(99.9%)
	No tiene claro lo que está sucediendo	10(33.3%)	6(20%)	0	10(33.3%)	4(13.3%)	30(99.9%)
	Sabe si tendrán un buen o mal día su familiar	1(3.3%)	3(10%)	0	1(3.3%)	5(16.6%)	30(99.9%)
	Sabe cuándo se va a sentir mejor su familiar	4(13.3%)	10(33.3%)	10(33.3%)	6(20%)	0	30(99.9%)
	Le es difícil determinar cuánto tiempo pasara antes de que pueda cuidarse por sí mismo	13(43.3%)	7(23.3%)	0	9(30%)	1(3.3%)	30(99.9%)

	es predecible cuando está mejorando o empeorando el malestar físico o emocional del EA	8(26.6 %)	16(53.3%)	0	4(13.3%)	2(6.6%)	30(99.9%)
CAPACIDADES COGNITIVAS	Las explicaciones acerca de la enfermedad son confusas	7(23.3 %)	11(36.6%)	5(16.6%)	7(23.3%)	0	30(99.9%)
	La finalidad del tratamiento es clara	14(46.6 %)	6(20%)	2(6.6%)	6(20%)	2(6.6%)	30(99.9%)
	Entiende todo lo que se le explica	9(30%)	10(33.3%)	2(6.6%)	9(30%)	0	30(99.9%)
	Complejidad del tratamiento	9(30%)	5(16.6%)	8(26.6%)	5(16.6%)	3(10%)	30(99.9%)
	Le entregan demasiada información que no puede decir cuál es la más importante	14(46.6 %)	7(23.3%)	2(6.6%)	5(16.6%)	2(6.6%)	30(99.9%)
FUENTE DE ESTRUCTURA	Los médicos dicen cosas que podrían tener mucho significado	9(30%)	10(33.3%)	2(6.6%)	9(30%)	0	30(99.9%)
	De acuerdo con el equipo que le brinda la atención quien es el responsable de la salud del EA	4(13.3 %)	10(33.3%)	3(10%)	9(30%)	4(13.3%)	30(99.9%)
	Le han entregado diferentes opiniones acerca de cuál es la enfermedad de Alzheimer	14(46.6 %)	7(23.3%)	2(6.6%)	5(16.6%)	2(6.6%)	30(99.9%)
	Le han dicho como tratar al EA	12(40%)	15(50%)	0	3(10%)	0	30(99.9%)
	Los médicos comparten la misma opinión acerca de cómo tratar la EA	2(6.6%)	14(46.6%)	1(3.3%)	10(33.3%)	3(10%)	30(99.9%)
	No le han dado un solo dx	6(20%)	21(70%)	0	3(10%)	0	30(99.9%)

Fuente: elaborada por los investigadores

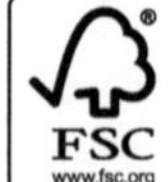

MIX
Papier aus verantwortungsvollen Quellen
Paper from responsible sources
FSC® C105338

Printed by Books on Demand GmbH, Norderstedt / Germany